最新

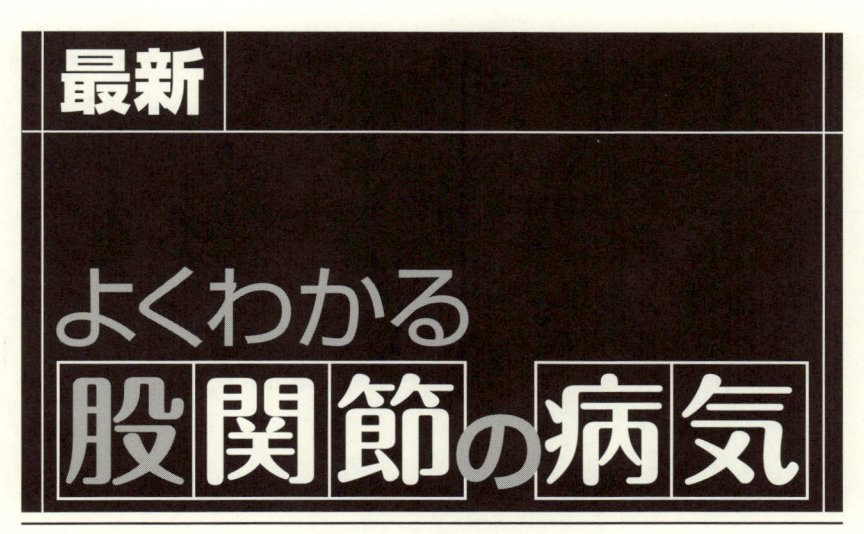

よくわかる
股関節の病気

手術をすすめられた人のために

長谷川 幸治 著

名古屋大学出版会

はじめに

　この本は，患者さんのために書いた「患者さんのための教科書」です。なるべく著者の偏見をなくして，わかりやすく記載するように心がけました。最初の本を1993年に出版してから20年が過ぎます。この本を書いた最初の動機は，患者さんに対する「説明する時間を短くしたい」という不遜な願いからでした。

　「手術するか？　しないか？」は，患者さんが医師の説明を十分に聞いて，すべてを納得してからおこなうものです。これを「インフォームド・コンセント」といいます。医師が勝手に治療方法を決めるものではありません。納得できなければ，別の医師に相談するという「セカンド・オピニオン」の制度もあります。ただ「セカンド・オピニオン」を受けるには余分な時間とお金がいることと，患者さん自身では治療選択の判断が困難な場合も少なくありません。またしても著者からの不遜なお願いですが，治療の選択のために，この本を治療の判断の根拠としていただければ幸いです。

　この本は，第1章はQ&A形式，第2章は変形性股関節症の骨切り術をすすめられた人のために，第3章は変形性股関節症の人工関節をすすめられた人のために，第4章は大腿骨頭壊死症について，第5章は大腿骨近位部骨折についてとなっています。この本の読み方は，まず第1章のQ&Aで大まかに治療に対する疑問を解決してください。次いで患者さんの病気に合わせて変形性股関節症なら第2章，第3章，大腿骨頭壊死症なら第4章をお読みください。第5章は大腿骨近位部の骨折につい

て書いてあります．手術方法は，さらにその章ですすめられている手術方法をお読みください．

　股関節の手術は，手術後の回復が素晴らしく，今まで長年痛みに苦しんでいた患者さんが，まるで「スイッチが入った」ように劇的に痛みと歩き方が改善します．患者さんの良くなった姿をみると，若い医師に教育して技術を広めて，多くの患者さんに幸せになっていただきたいと考えます．
　手術には安全で確実な技術が必要です．教科書をみただけで手術はできません．著者は愛情と忍耐力をもって優れた外科医の育成に努めてきました．しかし優れた外科医を育てることは，容易ではありません．患者さんが想像されるようには手術はうまくなりません．
　外科医というものは必ず「最初の1例」があります．患者さんは誰も「最初の1例」にはなりたくないものです．外科医にとっては最初の1例も多くの症例の1人にすぎませんが，患者さんにとっては常に初めての出来事です．患者さんに優しくて，手術が上手な先生に巡り会いたいものです．優れた外科医を育てるためには，高度な技術を持った外科医の指導のもとで，段階的に技術を教育していく必要があります．当然ですが外科医の後ろ姿をみているだけで，できるものではありません．
　外科医が手術の技術を向上させる2つの必要条件は，第1に「外科医としての向上心があること」，そして第2に「すぐれた指導者のもとで十分な量を段階的に訓練すること」ことです．どちらの条件とも欠けては技術が向上しません．手術の結果が良くない場合は，骨がもろかったなどと患者さんのせいにしてはいけません．まず診断の間違いや技術の不足がなかったかを確認すべきです．実際に患者さんを手術するときには，血管や筋肉があるので模擬骨のようには股関節全体をみることはできません．血が出て，手術する部位がみえにくくなります．次は自分で

手術をおこなうつもりで実際の手術の助手を何度も経験して，はじめて自分の患者さんを安全に手術できることになります。著者の厳しい指導のもとで，10人もの後輩たちが素晴らしい技術を習得して，患者さんの治療に生かしていることを感謝しています。

　本書を読まれた賢い患者さんは，良い医師を選択して手術後の定期検診がちゃんと受けられる病院を選ばなければなりません。患者さんは，自分の股関節の状態を十分理解して，信頼できる医師のもとで治療を受けてください。

　　2013年7月

　　　　　　　　　　　　　　　　　　　　　　　　　　　著　者

目　次

はじめに　i

第1章　股関節の病気 Q&A ……………………………………… 1

- Q1　股関節の病気とは？　1
- Q2　股関節の病気の診断に必要な検査は？　3
- Q3　手術しなければいけませんか？　12
- Q4　骨切りと人工関節の選択は？　18
- Q5　費用はどのくらいかかりますか？　24
- Q6　手術前に準備することは何ですか？　26
- Q7　家事や仕事への復帰はいつ可能ですか？　28
- Q8　いつまで通院すればよいですか？　30
- Q9　自己血輸血とは？　31
- Q10　合併症とは？　34
- Q11　肺塞栓・血栓症の予防とは？　36
- Q12　セカンドオピニオンとは？　40

第2章　変形性股関節症 …………………………………………… 43
──骨切り術をすすめられた人のために

1. 股関節の進化と問題点──ヒトとゴリラの股関節の違い　43
2. 股関節のしくみ　47
3. 軟骨のはたらき　53
4. 変形性股関節症の診断　55
5. 治療の選択　60

- 6　保存療法　62
- 7　偏心性寛骨臼回転骨切り術　66
- 8　その他の骨切り術　75
- 9　合併症の予防　82
- 10　治療の費用と公的補助　85
- 11　リハビリテーション　86
- 12　クリニカルパス──入院治療のながれ　87
- 13　手術前に準備すること　88
- 14　安全な麻酔　90
- 15　自己血輸血のすすめ　91
- 16　手術後に外来でおこなうこと　92
- 17　定期検診を受けよう　93

第3章　変形性股関節症　…… 95
──人工股関節全置換術をすすめられた人のために

- 1　手術をしなくても手遅れにならないですか？　95
- 2　人工関節がすすめられる人は？　96
- 3　どの人工股関節が優れているか？　96
- 4　手術前の検査　99
- 5　手術前のリハビリテーション　101
- 6　安全な麻酔　103
- 7　自己血輸血のすすめ　104
- 8　クリニカルパス──入院治療のながれ　105
- 9　骨切りと人工関節の選択基準　108
- 10　人工股関節の種類　108
- 11　人工股関節手術の実際　112
- 12　最小侵襲手術（MIS）　116
- 13　成人股関節脱臼の人工股関節　117

14 人工股関節後のリハビリテーション　120
  15 人工股関節の定期検診　122
  16 人工股関節はいくらするか？　123
  17 人工股関節の合併症　123
  18 身体障害者手帳について　127
  19 人工股関節再置換術　128
  20 同種骨移植（骨銀行）と人工骨　130
  21 ナビゲーションとロボット手術　133

第4章　特発性大腿骨頭壊死症　135

  1 特発性大腿骨頭壊死症とは？　135
  2 特発性大腿骨頭壊死症の診断基準　136
  3 特定疾患の申請はどうするか？　139
  4 手術をしなくていいですか？　139
  5 手術の選択　140
  6 骨頭回転骨切り術　141
  7 弯曲内反骨切り術　145
  8 血管柄付き骨移植術　148
  9 人工骨頭置換術　150
  10 人工股関節全置換術　151
  11 リハビリテーション　153
  12 手術後に守ること　154

第5章　大腿骨近位部骨折　155

  1 どうしたら骨折を予防できるか？　155
  2 骨粗鬆症　156
  3 転倒について　157
  4 診　断　158

5 治療方法 160
6 手術の選択 161
7 クリニカルパス――入院治療のながれ 164
8 リハビリテーション 168
9 手術後に守ること 168

索　引 171

第1章

股関節の病気 Q&A

Q1 股関節の病気とは？

　股関節の病気は，比較的まれな病気です。整形外科の病気の中で約2％しかありません。股関節の病気のうち頻度が高い順に，年齢別に表1-1に示しました。股関節の病気でみられる症状は，痛み，歩行障害（跛行［はこう］），可動域制限，脚長差があります。主な症状は「股の付け根が痛い」ことです。しかし，病気が進行するまでは股関節の痛みがなく，膝が痛いだけのこともあります。また下肢痛や大腿痛のため，腰の病気と間違えられ診断が遅れることも少なくありません。そのほかの

表1-1　年齢別の股関節の病気・ケガ（太字は頻度が高いもの）

乳児期（3歳以下）	**先天性股関節脱臼**，化膿性股関節炎
小児期（4～8歳）	**ペルテス病**，単純性股関節炎，外傷
小児期・思春期（8～12歳）	大腿骨頭すべり症，外傷
思春期（10～18歳）	**臼蓋形成不全**，変形性股関節症
青年・壮年期（20～60歳）	**変形性股関節症**，特発性大腿骨頭壊死症，インピンジメント症候群，関節リウマチ
高齢者（60歳以上）	**変形性股関節症**，大腿骨頭壊死症，**大腿骨近位部骨折**

症状として大転子（だいてんし）部の痛み，殿部の痛みをともなうことがあります。痛みはなくても，歩行する姿（歩容）の異常として診断されることもあります。

　股関節の病気で，最も頻度が高いのは「変形性股関節症」です。この病気は多くが生まれたときに「先天性股関節脱臼」と診断されて治療された場合の後遺症としてみられます。最近の先天性股関節脱臼の頻度は，約0.3％（300人に1人）と少なくなっています。股関節脱臼予防がなかった1970年以前では，新生児の約5％が先天性股関節脱臼として治療を受けていました。生まれたときに股関節の臼蓋（きゅうがい）の形成が悪い「臼蓋形成不全」では，成長するに従って股関節の痛みを生ずることがあります。臼蓋形成不全の程度が高度なほど，成長期に股関節の痛みがでてきます。

　乳児期のおこる「化膿性股関節炎」は細菌が股関節に入って炎症をおこす病気です。早期に治療がなされないと股関節は高度に破壊されます。小児期の「大腿骨頸部骨折」では骨壊死をおこし，股関節の障害の原因となります。4〜8歳の小児期には骨端核の血流障害による「ペルテス病」で骨頭変形をおこすともあります。8〜12歳の成長期には「大腿骨頭すべり症」があります。これらの病気は手術をして治療する場合があります。

　成人では，まれな疾患である「特発性大腿骨頭壊死症（とくはつせいだいたいこっとうえししょう）」があります。誘因としてステロイド剤の投与，アルコール多飲の2つが主ですが，全く原因がない特発性もあります。成人では免疫力が低下すると感染や股関節周囲の腫瘍などもまれに発生します。70歳以上の高齢者では股の付け根の骨折の「大腿骨近位部骨折（だいたいこつきんいぶこっせつ）」が多くみられます。骨粗鬆症（こつそしょうしょう）による骨の脆弱性と転倒が原因です。かつて多かった関節結核は1980年以降にはきわめてまれになりました。

臼蓋の被覆が過度なために，関節内で大腿骨と臼蓋が衝突する「インピンジメント症候群＝FAI」が提唱されています。日本人は，さいわい臼蓋被覆が不足しているのでインピンジメント症候群の頻度はきわめて少ないと考えられます。臼蓋形成不全による「関節唇（かんせつしん）損傷」をインピンジメント症候群と間違えている場合が多いようです。インピンジメント症候群は骨切り術の治療が原因で，骨切り術後に骨頭被覆の改善が過度になった場合によくみられます。寛骨臼回転骨切りの手術後や大腿骨頭すべり症の変形後にみられることがあります。ボート選手などで股関節を過度に屈曲する場合にもおこります。

Q2　股関節の病気の診断に必要な検査は？

　股関節の痛みを生じた場合の検査は，①問診，②身体計測（理学所見），③画像検査（レントゲン検査，MRIなど），④血液検査などを順におこないます。
　歩行するときに体重の約3倍もの負荷が股関節にかかります。したがって股関節の病気では標準体重を知っておくことが重要です。標準体重とは（身長(cm)−100）×0.9で計算できます。160cmの身長なら54kgとなります。

　診察は，はじめに問診と身体所見をとります。患者さんは，今までの症状の経過や治療歴をまとめておくと診察がスムーズに進みます。乳児期・小児期の先天性股関節脱臼の既往や骨折，感染（発熱）などの治療歴や現在の治療を問診します。少なくとも痛みの程度，歩行能力，可動域（股関節の動き），日常生活動作を評価します。人によって，痛みの感じ方はさまざまです。また痛みを点数で評価する方法では10点満点が最大の痛さで全く痛くないのを0点とする評価がおこなわれます。安

静にしていても痛みがあるのか？　運動時の痛みなのか？　歩行する距離はどれだけか？　杖がいるのか？　歩ける距離は何キロ・メートルか？　を質問されます。

　特発性大腿骨頭壊死症を鑑別するためにステロイド（副腎皮質ホルモン）の服用やアルコール摂取なども質問されます。社会復帰のために仕事の内容も質問されます。さらにスポーツ歴，飲酒歴（お酒の量）や喫煙歴も質問されます。

　次いで理学所見（身体所見）を評価します。理学所見を正確におこな

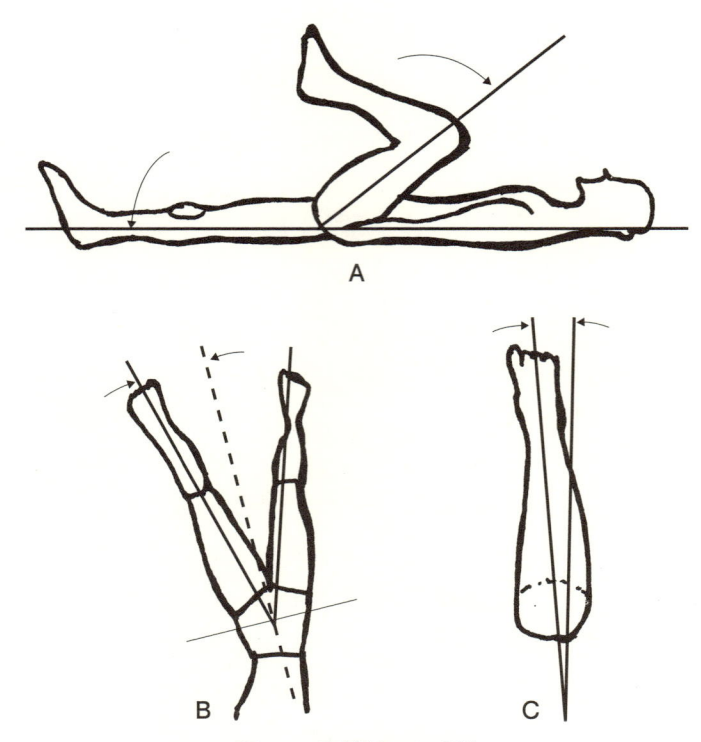

図1-1　股関節の可動域
　　A：屈曲，B：外転，C：内旋・外旋

くるぶし（足）　膝　　　上前腸骨棘（骨盤）

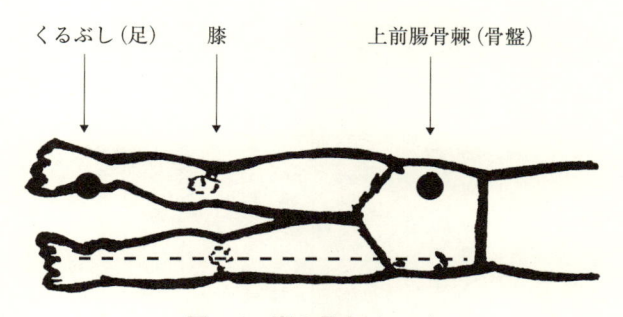

図 1-2　脚の長さ（SMD）
上前腸骨棘と内側のくるぶしの距離（点線）

表 1-2　跛行(はこう)の種類

1	痛みによる跛行
2	脚の長さの差による跛行
3	筋力低下による跛行（中殿筋の筋力低下や神経麻痺による）

えば，病気はある程度は鑑別することができます。角度計で股関節可動域（屈曲，外転，内転，内旋，外旋，伸展）を計測します（**図1-1**）。脚の長さは，骨盤の上前腸骨棘（じょうぜんちょうこつきょく）から内側のくるぶしまでの長さを計測します（**図1-2**）。筋力の評価をします。中殿筋，内転筋など股関節周囲の筋力や，大腿や下腿の周囲経（太さ）を評価します。さらに歩き方の評価をおこないます。跛行（はこう）には，疼痛による跛行，脚の長さの違いによる跛行，中殿筋不全による跛行などがあります（**表1-2**）。

　股関節の機能評価は医師による日本整形外科学会股関節機能評価（JOA点数）があります（**表1-3**）。専門病院では必ず評価をおこないます。具体的には疼痛の程度（40点），歩行能力（20点），股関節可動域（20点），日常生活動作（ADL）（20点）で100点が満点です。最近は患者さんによる股関節のQOL評価（JHEQ）もおこなうようになりまし

表 1-3 日本整形外科股関節判定基準

疼痛	点数	可動域	歩行能力	点数	ADL	容易	困難	不能
股関節に関する愁訴がまったくない。	40	屈曲 右 / 左 伸展	長距離歩行、速歩が可能。歩容は正常。	20	腰かけ	4	2	0
不定愁訴(違和感、疲労感)があるが、痛みはない。	35	外転 右 / 左 内転	長距離歩行、速歩は可能であるが、軽度の跛行を伴うことがある。	18	立ち仕事(家事を含む) 注1)	4	2	0
歩行時痛みはない。(ただし歩行開始時あるいは長距離歩行後疼痛を伴うことがある。)	30	屈曲 右 / 左 外転	杖なしで、約30分または2km歩行可能である。跛行がある。日常の屋外活動にはほとんど支障がない。	15	しゃがみこみ、立ち上がり 注2)	4	2	0
自発時痛はない。歩行時疼痛はあるが、短時間の休息で消退する。	20	点数 注)	杖なしで、10〜15分程度、あるいは約500m歩行可能であるが、それ以上の場合1本杖が必要である。跛行がある。	10	階段の昇り、降り 注3)	4	2	0
自発痛は時々ある。歩行時疼痛があるが、休息により軽快する。	10	注)関節角度を10°刻みとし、屈曲では1点、外転には2点与える。但し屈曲で120°以上は12点、外転で30°以上は8点とする。	屋外活動はできるが、屋外活動は困難である。屋外では2本杖を必要とする。	5	車、バスなどの乗り降り	4	2	0
持続的に自発痛または夜間痛がある。	0	屈曲拘縮のある場合はこれを引き、可動域で評価する。	ほとんど歩行不能。	0	注1)持続時間約30分。休息を要する場合困難とする。5分ぐらいしかできない場合不能とする。 注2)支持が必要な場合、困難とする。 注3)手すりを要する場合は困難とする。			
具体的表現。			具体的表現。					

疼痛(いたみ)、可動域(関節のまがりと開き)、歩行能力(歩ける距離)、ADL(日常生活の動作)を評価する。

た。患者さんに立脚した評価法とは，患者さんが治療によって改善したかを評価することです。

　理学所見の検査後に画像評価をおこないます。画像検査には必要に応じてレントゲン検査，核磁気共鳴像（Magnetic Resonance Imaging＝MRI），コンピューター断層像（CT），骨シンチグラム（骨シンチ），超音波検査，関節造影などをします。画像検査を受ける場合は，検査の必要性について十分な説明を受けてください。結果については，異常がなかった場合も十分な説明を受けてください。

　まず股関節の正面像と側面像（ラウエンシュタイン）を評価します（**図 1-3 A，B**）。大まかな評価はこのレントゲン撮影で可能です。股関節は立体ですので，診断のためには少なくとも正面のほかに側面像を撮影する必要があります。レントゲン撮影だけでも骨の形態異常や質の異常を評価できます。骨頭すべり症や骨頭壊死症では側面像をとると評価可能なことがあります。レントゲン撮影をするときは，性腺への被曝を防ぐために，プロテクターで防御します。ただし，股関節周囲の仙腸関節や腰椎の変性も評価できるので初回はプロテクターを使用しないこともあります。特殊な骨切り術の適応を決定するために，最大外転位撮影，最大内転位撮影などが追加されることがあります。患者さんは自分のレントゲン所見について詳しく説明を受けてください。
　レントゲン検査だけでは確定評価が不能な場合や手術方法の決定のために，MRI や CT さらに血液検査を追加します。
　MRI 検査が必須である特発性大腿骨頭壊死症では，T_1 強調像で骨頭骨髄内に帯状の黒い線（低信号）がみられると診断できます（**図 1-4**）。正常の骨髄の信号は白い画像（高信号）です。炎症や腫瘍では，関節内や関節外の異常が評価できます。放射状 MRI 評価では関節唇損傷など

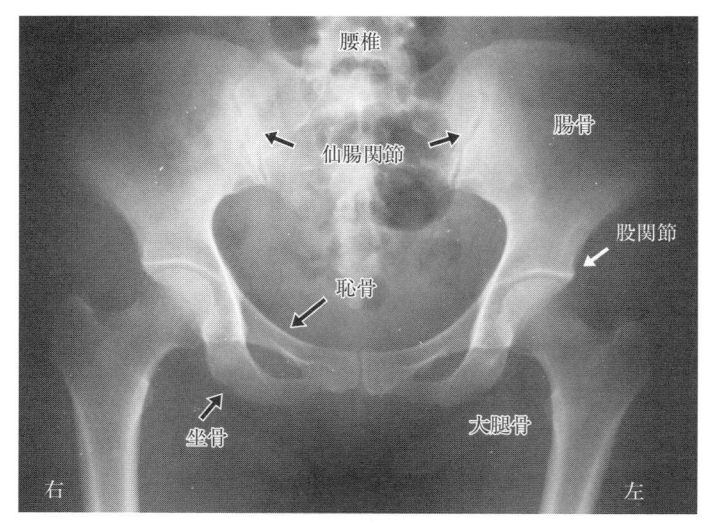

A 正面像

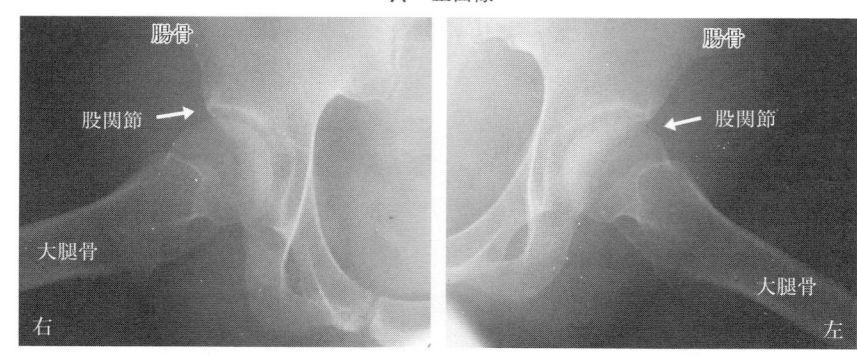

B 側面像＝ラウエンシュタイン像

図 1-3 股関節単純レントゲン像（35歳，女性）

が正確に評価できます。また T_2 プロトン計算画像などによって軟骨の主要素であるプロテオグリカンの変性を早期に評価できるようになりました。

　CTは骨折や骨破壊などの骨変化を評価できます（図 1-5 A，B）。三

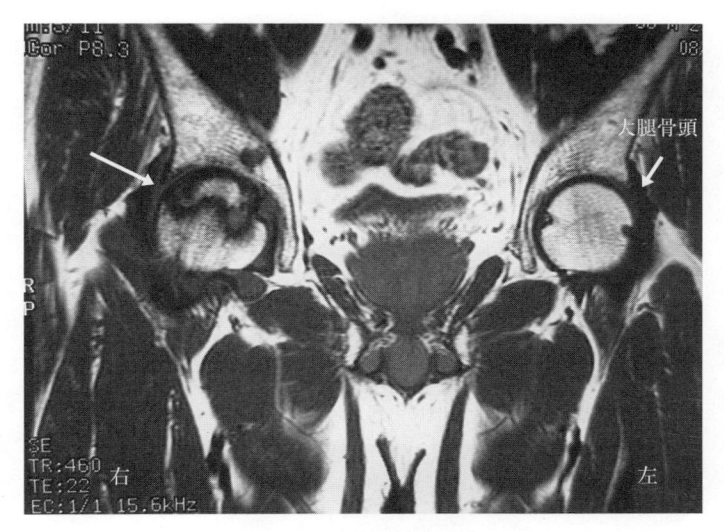

図 1-4　MRI による評価
(股関節冠状面像 T_1 強調画像)

右大腿骨頭壊死症。正常の骨髄脂肪は白くなる(高信号)。炎症や壊死では黒くなる(低信号)。帯状低信号を認める(矢印)。左は正常(短い矢印)

次元 CT は，立体的な画像でみることができ，評価が容易になりました。手術前の評価・計画や手術の結果がよくわかります。

骨シンチグラムは，テクネシウムの放射性元素が骨に取り込まれる性質を利用したもので，テクネシウム ^{99m}MDP の骨への取り込みが亢進していれば骨折，腫瘍，炎症などが考えられます(図 1-6)。特発性大腿骨頭壊死症では，壊死部への取り込みが低下して周囲の取り込みが高い像になります。骨シンチグラムは，画像解像度が高くないこと，正しく診断される可能性が低いために，費用も高いので検査頻度は少なくなっています。

関節造影の検査は，乳児期や小児期の軟骨成分が多い場合に用いられてきました。現在も関節軟骨の状態を検査するために，関節造影がなさ

A 股関節（矢印）横断像

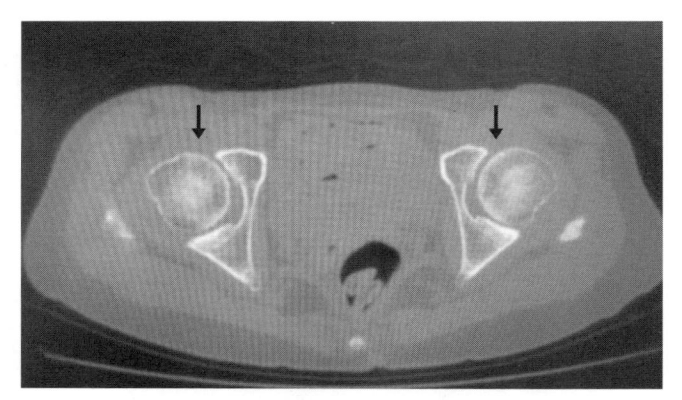

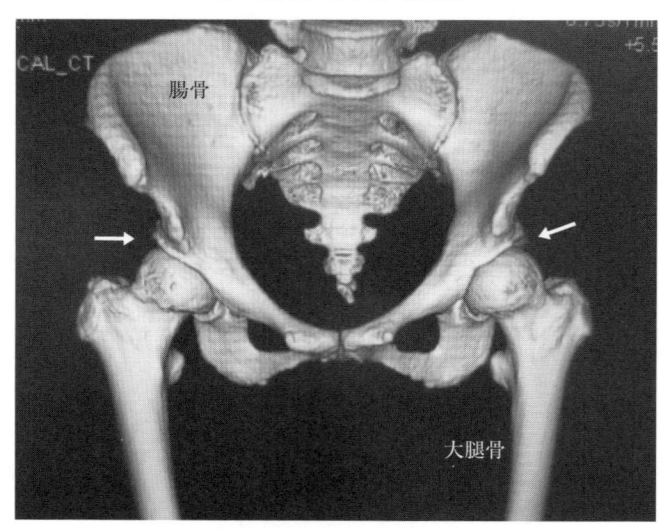

B 股関節（矢印）三次元 CT 像（3D）

図 1-5　CT 画像

横断画像（輪切り）によって臼蓋の被覆評価が可能。3 次元画像で立体的評価が可能。画像を回転することも可能

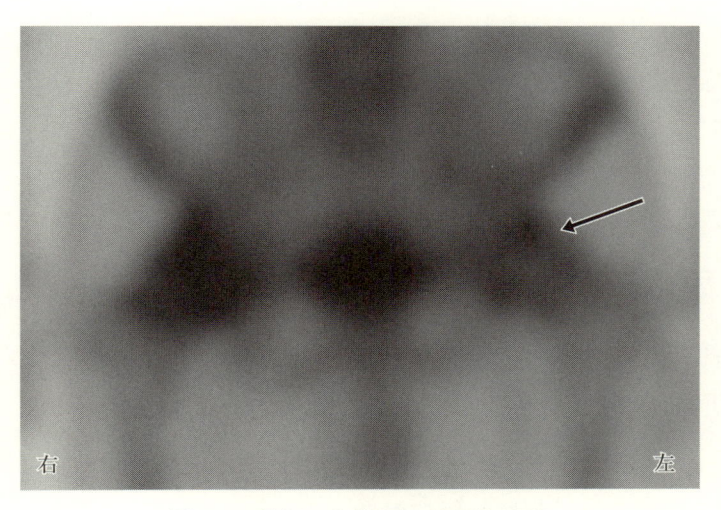

図1-6 骨シンチグラム（股関節正面）
両側大腿骨頭壊死（右高集積，左低集積＝矢印）。中心部の集積が少ないのでコールド・イン・ホットと呼ぶ。腫瘍などの骨転移では高集積となる

れる場合があります。股関節内に造影剤を注射して関節内部の状態を観察します。動かして関節の状態を観察するのに優れています。関節に針を刺して関節液を採取して，細菌培養，ピロリン酸カルシウムなどの検査をします。関節穿刺の欠点は，針をさすときに痛みがあることのほかに感染や出血の可能性があります。最近は超音波検査やMRIなどでも軟骨の状態は観察できるので検査の頻度は減っています。

　鑑別診断としては，関節リウマチ，感染症，偽痛風，腫瘍などと鑑別する必要があります。関節リウマチは膝や手指・足指の関節にも対称性の炎症所見をみとめます。関節リウマチの検査としてMRI，超音波による滑膜炎評価も有用です。血液検査はRA因子（正常は陰性），MMP-3検査，抗CCP抗体などをおこないます。感染症が疑われる場合は，継続的な体温測定が必要です。感染が持続していると37度C以

上の発熱がみられます。CRP（正常値は0.3mg/dl未満）や血沈（正常値一時間値40mm未満），白血球数（正常値8000未満）の検査をおこないます。原因菌の検査として，ツベルクリン反応，菌の遺伝子検査のPCR（ピーシーアール），クオンティフェロン検査をおこないます。関節液を穿刺して，関節液の中に細菌，結核菌の培養検査をします。放射性元素によるガリウムシンチグラムも炎症を評価できます。

　下肢の血栓症の検査として超音波検査がなされます（**Q11**肺塞栓の項を参照してください）。中枢部の血栓の評価にはCTや血管造影がなされます。

Q3　手術しなければいけませんか？

　患者さん自身が病気のことを十分理解して手術を決めてください。痛みや歩行障害を我慢できれば，「手術をしない選択」もあります。手術を先にのばしていても手遅れになることはありません。ガンなどと違って，股関節の病気で死ぬことはありません。また車イスでないと移動できなくなることもありません。ただし手術をしないと日常生活に支障をきたすことはあります。「消極的な生活で，薬を服用して動かなければ痛みが少なくなり，股関節の病気と上手に付き合っていくこと」も可能です。これに対して手術の最大の利点は痛みがなくなることです。

　手術をしない選択の4つの問題点は，①痛みが完全には取れないこと，②歩行障害がさらに進行すること，③腰椎や膝に負担が増えて老化が加速されること，④股関節の破壊と股関節周囲の骨がもろくなることです。

　股関節の病気は，**表1-1**にあげましたように，さまざまなものがあります。代表的な「変形性股関節症」と「特発性大腿骨頭壊死症」を中心に手術の必要性について述べます。

　臼蓋形成不全（きゅうがいけいせいふぜん）（**図1-7**）は，臼蓋による大腿

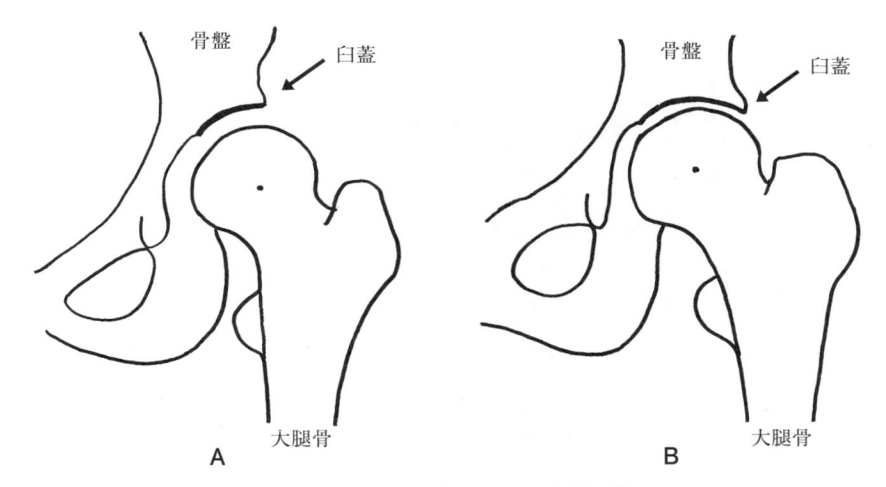

図 1-7 レントゲン正面像による臼蓋形成不全
A：臼蓋形成不全（CE角0度で骨頭被覆が少ない）
B：正常な股関節（CE角26度で骨頭被覆が正常）

　骨頭の被覆が悪いことをいい，それが原因で過大な力がかかるために関節軟骨がすりへる「変形性股関節症」になります。臼蓋形成不全での股関節の痛みの原因は，臼蓋の骨による力学的な支持が少ないので，臼蓋の外側にある関節唇（かんせつしん）に過度の力がかかり，関節唇が損傷するものが多く，しばしば激痛で，安静にしていても痛みがあることもあります。安静や薬物療法（非ステロイド性消炎剤），杖の使用，体重のコントロール，病気を理解することなどの保存療法で大多数は2週間程度で改善します。

　臼蓋形成不全を治療するためには，臼蓋の荷重面を増加させる手術が必要となります。このためレントゲンで骨頭の被覆度を評価する必要があります。骨頭の被覆を評価する方法にはCE角（シーイーかく），シャープ角，AHI（エー・エッチ・アイ），臼蓋荷重部傾斜角について評価します（図1-8）。また骨頭の亜脱臼（骨頭の正常な位置からのずれ）をあら

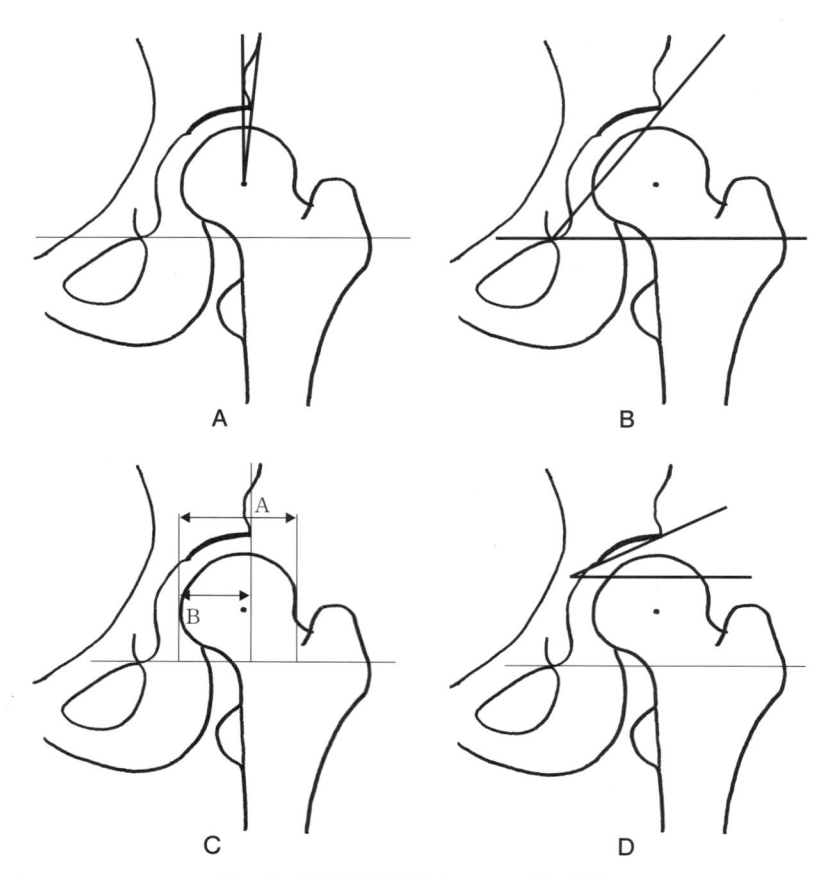

図 1-8　臼蓋形成不全のレントゲン評価
A：CE 角（正常 25〜35 度），B：シャープ角（正常 38〜45 度，C：AHI は $\frac{B}{A} \times 100$ で，正常 80〜85％），D：臼蓋荷重部傾斜角（0 以下）

わすシェントン線のずれを評価します（図 1-9）。正常では骨盤からの線は連続します。

関節軟骨の破壊の状態によって前関節症，初期，進行期，末期の 4 段階に分類されます（図 1-10）。前関節症はレントゲンでは正常です。初

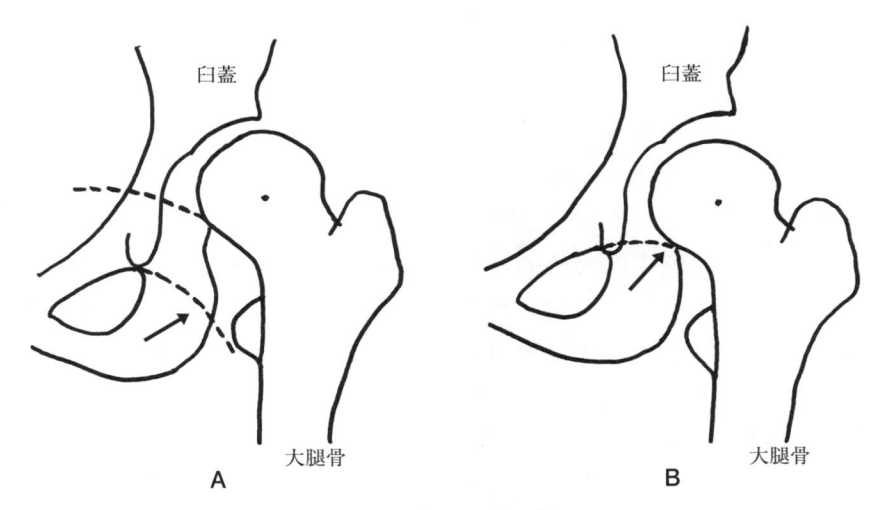

図 1-9 シェントン線
A：シェントン線の破綻（点線が不連続），B：正常（点線連続）

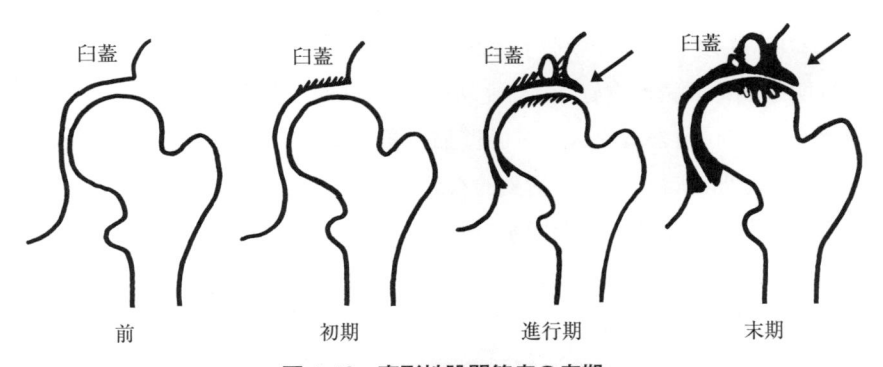

図 1-10 変形性股関節症の病期
前関節症は軟骨変性がない時期。初期は関節軟骨の変成が始まった時期。進行期は軟骨の変性が進行した時期で関節の隙間が狭くなる。末期は関節軟骨が消失した時期。病期の進行により骨棘（矢印）や骨嚢腫ができる

期ではわずかな骨硬化や関節軟骨が狭くなる（狭小化）のがみられます。進行期では明らかに関節裂隙が狭くなります。骨棘や骨嚢腫も形成されます。末期ではさらに変化が進み関節軟骨は消失します。治療方法を決定するために，患者さん自身のレントゲンの評価（臼蓋形成不全の程度と病期）を主治医に尋ねてください。

著者の自然経過の研究から，「CE角が0度未満，骨頭の亜脱臼がある場合は，CE角10度未満であると，それ以上に骨頭被覆が良好な患者さんと比べて，関節の破壊が進行」します。逆にCE角が15度以上ある場合は，関節の破壊は急速には進行しないので，骨頭の被覆を改善する「骨切り術」を急ぐ必要はありません。しかし，50歳以上ではCE角が15度以上であっても，急速に進行することがあります。ただし，骨頭が円形でない場合は，50歳未満でも進行することがあるので要注意です。骨頭の被覆を改善する「骨切り術」は**Q4**で詳しく説明します。

関節症が進行している場合でも，レントゲンで最も狭い部位で計測して「2.1mm以上の関節軟骨」が残っていれば骨切り術の手術後約20年間は明らかに成績が良好です。しかしこれ以下に関節軟骨が消失している場合は，50歳未満でも人工股関節全置換術を選択したほうがよいと考えます。問題は，若くて活動的な患者さんに人工股関節をおこなうと耐用性に問題を生じることです。

痛みや跛行が気にならなければ，手術をせずに経過観察することも可能です。

50歳以上なら，2つの治療法の選択があります。1つは骨切り術です。前に述べました関節裂隙幅が2.1mm以上あれば，60歳までは荷重面積を拡大する寛骨臼回転骨切り術の適応があります。もう1つは少し待って人工股関節全置換術です。

人工股関節全置換術で，長年苦しんでいた痛みはほぼ完全になくなります。ちゃんとした股関節外科医によって手術がされた場合の「人工股

関節全置換術の耐用年数は最大20年」と考えてください。今のところ30年の耐用年数はありませんが，より良い人工関節も夢ではありません。人工関節と骨との境界面（インターフェース）が骨の老化（劣化）によって破綻します。また摺動面の摩耗粉による炎症が骨溶解を引き起こすからです。

　したがって50歳で人工股関節手術をおこなうと70歳で再度手術が必要となると覚悟してください。再置換術は初回人工股関節全置換術と比べて，骨溶解のために骨が欠損することと，患者さん自身の骨粗鬆症のために骨の量が不足することから再手術は非常に困難になります。再置換術後の耐用年数は10〜15年程度と考えられます。変形性股関節症が多い日本人の女性の平均寿命は90歳です。患者さんの寿命から考えた治療法を選択してください。著者のおすすめは，「60歳以上で人工股関節全置換術をおこなうこと」です。この年齢でも80歳ころには，再置換術が必要になる可能性があります。

　特発性大腿骨頭壊死症についての手術の適応について述べます。特発性大腿骨頭壊死症は壊死範囲が大きいと骨頭が陥没して，股関節が早期に破壊してします。レントゲンやMRIで病型がタイプC（後掲図4-1参照）と診断された場合は，手術治療が必要です（図1-11）。治療法には骨頭回転骨切り術，弯曲内反骨切り術などの患者さんの骨を温存して治療する方法と壊れた部分を置換する人工骨頭置換術や人工股関節全置換術（特殊な表面置換術）があります。杉岡洋一教授（九州大学前総長）によって開発された骨頭回転骨切り術は，手術方法が困難なので股関節専門の病院へ紹介してもらうのがよいでしょう。すでに陥没が進行していて痛みが少ない場合は，待って人工股関節全置換術を選択してもよいでしょう。詳しくは第4章を参照してください。

```
         ┌─────────────────┐
         │ レントゲン最大外転位 │
         │ 健常域 1/3 以上   │
         └─────────────────┘
          はい ↙         ↘ いいえ
  ┌──────────────┐   ┌─────────────────┐
  │ 弯曲内反骨切り術 │   │ レントゲンのラウエン│
  └──────────────┘   │ 像前方(または後方)│
                     │ 健常域 1/3 以上   │
                     └─────────────────┘
                      はい ↙      ↘ いいえ
              ┌──────────────┐  ┌──────────────┐
              │ 骨頭回転骨切り術 │  │ 人工骨頭置換術 │
              └──────────────┘  │ 人工股関節全置換術│
                                └──────────────┘
```

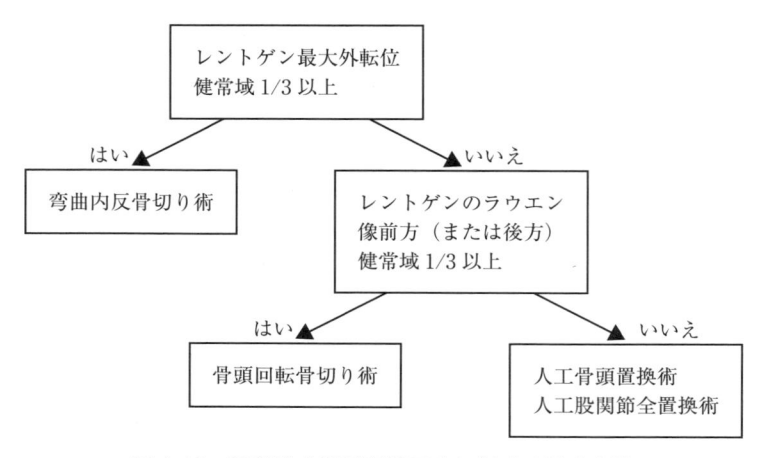

図 1-11 特発性大腿骨頭壊死症に対する治療方法

Q4 骨切りと人工関節の選択は？

　変形性股関節症に対する治療の流れを図で説明します（**図 1-12**）。大きく分けて自分の骨で関節を再建する「骨切り術」と「人工股関節全置換術」があります。骨切り術と人工股関節全置換術の治療期間や費用について**表 1-4** で説明します。

　骨切り術は「股関節の破壊が初期までで，年齢が50歳未満で，自分の骨で手術したい患者さん」に適応があります。関節裂隙が2.1 mm 以上あれば良好な長期成績が期待できます。進行期以降で，50歳以上で，とことん使ってから人工関節にしたいという患者さんや自分の骨で手術する希望がない場合には適応がありません。

　治療費はほぼ同等（180～200万円）です。高額医療費の控除などで3割自己負担の約60万円よりは安くできます。治療する病院によっても差があります。

　治療期間は，骨切り術の治療では手術後に骨の癒合がえられ，杖を使

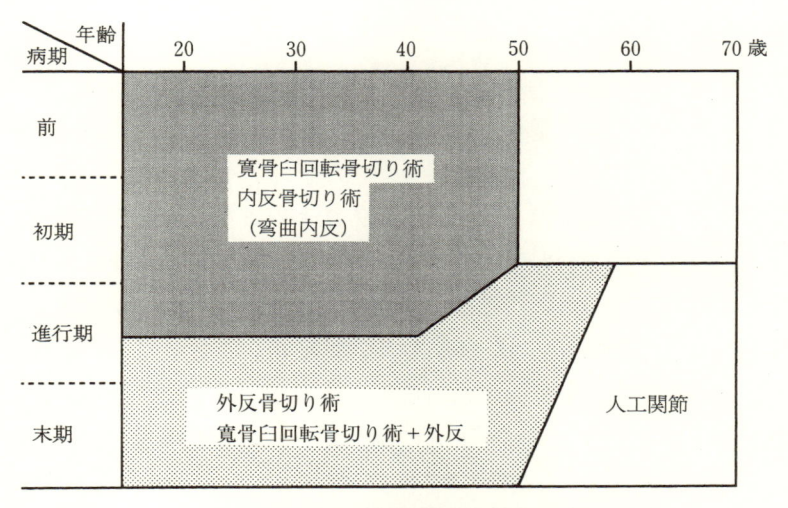

図 1-12 変形性股関節症の治療方法

表 1-4 骨切り術と人工股関節全置換術の適応と治療期間

	骨切り術	人工股関節
適応病期	前・初期（一部進行期）	進行期・末期
適応年齢	50歳未満（60歳未満）	50歳以上
費用（3割負担）	約180万円（約54万円）	205万円（約60万円）
入院期間	3週間（2〜5週間）	1〜2週間
休業期間	4か月間	1か月間

用しないで歩行できるまで約4か月かかります。著者は骨切り術後の入院期間は4週間（3〜4週間）としています。手術後4週間では20kg荷重歩行で，2本の松葉杖による歩行が必要です。これに対して，人工股関節の治療では，手術直後から全体重をかけて歩くことができます。また術後早期に痛みが完全になくなります。著者は人工股関節の入院期間は1〜2週間としています。人工股関節手術は，デスクワークなら最短で2週間すれば復帰できます。人工股関節全置換術は手術後1週間で

Q4 骨切りと人工関節の選択は？

退院した患者さんが数人います。著者は，今後は早期退院するシステムが普及すると考えています。人工股関節は手術後3か月の間は，脱臼を予防するために，正座や和式トイレ使用の禁止などの日常生活の制限が必要です。

　骨切り術には大腿骨側を骨切りする方法と臼蓋を骨切りする方法，および大腿骨と臼蓋を合わせた手術があります（**表1-5**）。骨切り術で最も考慮しなければならないことは，将来の人工股関節の設置が困難となる「過度な矯正骨切りは避けたほうがよい」ということでしょう。また骨切り術後の人工股関節は，手術時間も出血も増加します。骨切り後の人工股関節全置換術は，経験がある医師でないと良好な成績は期待できません。

　骨頭を内側に傾ける大腿骨内反骨切り術（脚が短縮しない弯曲内反骨切り術），骨頭を外側に傾ける大腿骨外反骨切り術，さらに三次元的な伸展外反骨切り術（ボンベリ骨切り術），屈曲外反骨切り術などがあります。大腿骨頭壊死症の治療では大腿骨頭回転骨切り術（前方回転または後方回転）などがあります。

　臼蓋を形成する手術もたくさんあります。現在もおこなわれている手術は寛骨臼回転骨切り術（寛骨臼移動術，偏心性寛骨臼回転骨切り術），

表1-5　股関節骨切り術の種類（太字は多くおこなわれているもの）

1　大腿骨転子間骨切り術
　大腿骨内反骨切り術，**大腿骨弯曲内反骨切り術**，**大腿骨転子間外反骨切り術**，伸展外反骨切り術＝ボンベリ骨切り術，屈曲外反骨切り術，**大腿骨頭回転骨切り術**（前方回転または後方回転）

2　骨盤骨切り術（形成術）
　寛骨臼移動術，**偏心性寛骨臼回転骨切り術**，**寛骨臼回転骨切り術**，キアリー骨切り術，臼蓋形成術（ランス・神中法），ガンツ骨切り術（CPO），スピッチー骨切り術，ソルター骨盤骨切り術

キアリー骨切り術，臼蓋形成術（ランス・神中法），ガンツ骨切り術（CPO，福岡大学内藤正俊教授の発明），スピッチー骨切り術，ソルター骨盤骨切り術などがあります（図1-13）。詳しくは各項目を参照してください。これらの手術は，適切な手術適応でおこなえば良好な手術結果がえられます。

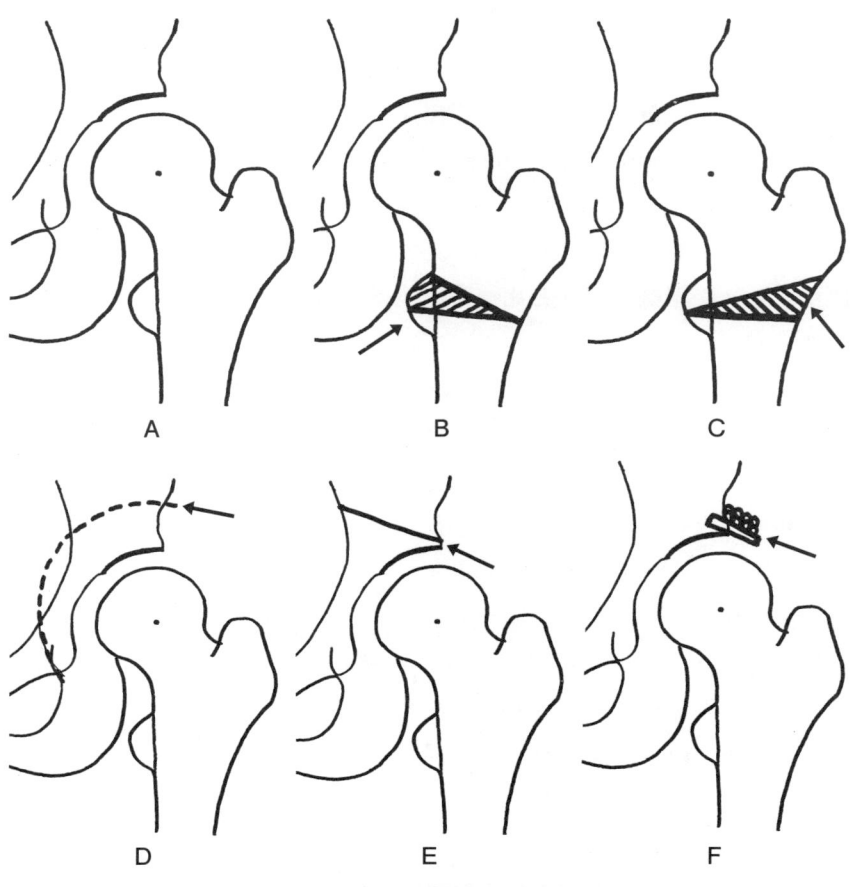

図 1-13 変形性股関節症に対する手術
A：術前，B：内反骨切り術，C：外反骨切り術，D：寛骨臼回転骨切り術，E：キアリー骨切り術，F：棚形成術
斜線および，点線を骨切りします（矢印）

特発性大腿骨頭壊死症での治療の流れを説明します（前掲図1-11）。基本的治療は健常な関節面があり，かつ50歳未満なら骨切り術を検討します。60歳以上で股関節の破壊が高度なら人工股関節全置換術を選択します。放置しておくと骨切り術の時期を逸してしまうことがあります。詳しくは特発性大腿骨頭壊死症（**第4章**）の項目を参照してください。

　関節が完全に破壊された末期関節症や60歳以上の患者さんに適応があります。適応年齢として60歳以上が推奨されるのは人工股関節の耐用年数が約20年だからです。若い患者さんに人工関節をおこなうと20年後に再度人工股関節をおこなわなければなりません。再置換手術の問題は，手術が困難で初回と比べ再置換術までの時間が10～15年と短いことです。
　人工股関節で置換する方法について説明します。人工股関節全置換術は①大腿骨頸部で骨頭を切除，②臼蓋を掘削してソケットを設置，③大腿骨を削ってステムを固定，④骨頭をネックにはめて臼蓋（ソケット）に整復するという4つの過程で手術がおこなわれています（**図1-14**）。人工股関節は3つの材料（コンポーネント）からできています。1つは骨盤側の臼蓋を置換する「ソケット」です。残りの2つは「ステム」と「骨頭」です。3つのコンポーネントを組み合わせて，患者さんに適合するように調整します。長さや大きさ，形もさまざまなものがあります。あらかじめ使用するコンポーネントのサイズと設置位置を作図しておきます。洋服のサイズを選択するように，患者さんの関節の状態によってコンポーネントの大きさを決定します。CTで大腿骨の髄腔を計測して，患者さん自身にぴったり合わせるカスタムメイドのステムもあります。
　骨と人工股関節の固定をポリメチルメタクリレイト（PMMA）セメントで固定する「セメント人工股関節」とセメントを使用しない「セメ

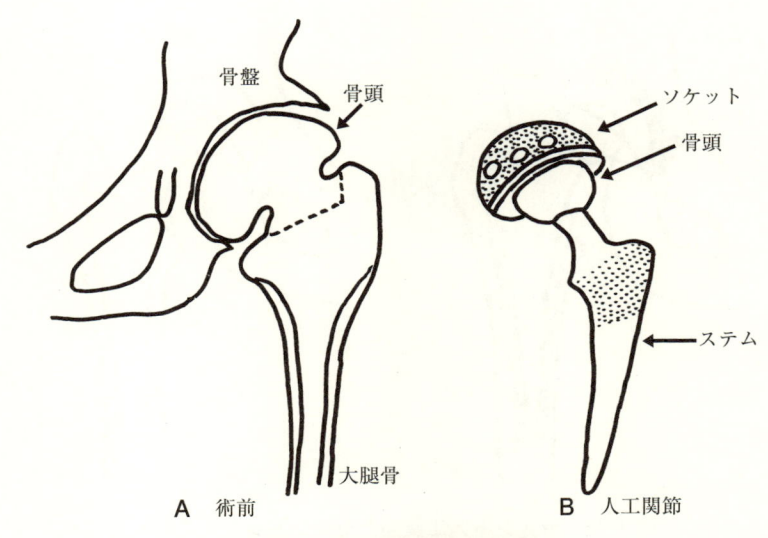

図 1-14　人工股関節全置換術

ントレス人工股関節」があります（図 1-15）。以前は人工股関節はセメント人工股関節が主流でした．2013 年の日本では，セメントレス人工股関節が約 85％も使用されています．現在でもセメント使用人工股関節の成績は良好です．しかし良好な成績を得るためには，外科医がセメントの性格を十分理解してセメント固定のための正確なセメント注入をおこなう技術を身につける必要があります．

　特殊な人工関節として関節表面だけを置換する表面置換型人工関節があります．臼蓋側を置換しない二重ベアリング型人工骨頭（BHP）は軟骨が正常な大腿骨近位部骨折（頸部骨折）に多く使用されます．10 年以上の成績は人工股関節全置換術が二重ベアリング型人工骨頭より優れているとされています．

　そのほかの手術として「関節鏡手術」があります．関節鏡手術は，膝関節に対して開発された渡辺正毅先生の発明です．現在は股関節にも用

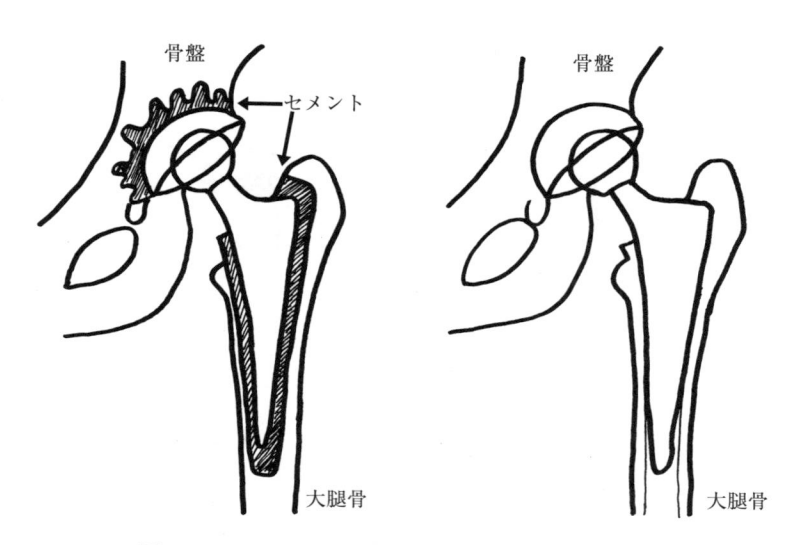

図 1-15 セメント人工関節とセメントレス人工関節

いられています。股関節全面と側面の皮膚を少し切開して、関節鏡を 2 方向から関節内に挿入して、関節内を観察し、関節内の骨片除去や腫瘍摘出、間接唇縫合などができます。大きな切開を加える手術と比べて、手術後の回復が良好です。関節鏡を専門にやっている病院で受ける必要があります。

Q5　費用はどのくらいかかりますか？

　骨切り術は、入院期間が手術後 4 週間だと、手術料・麻酔料と入院管理料を含めて約 185 万円になります（**表 1-6**）。人工股関節全置換術は入院期間が手術後 2 週間とすると、手術料・麻酔料と入院管理料を含めて約 210 万円になります（**表 1-7**）。

　人工股関節の場合は、人工股関節の材料費が約 70 万円します。人工股関節は 2 週間、骨切り術は約 4 週間で退院できます。患者さんの自己

表1-6　寛骨臼回転骨切り術の入院費用

包括評価料（入院費に相当し医療機関で異なる）　4週間入院	90万円
手術手技料　寛骨臼回転骨切り術と自家骨移植術	50万円
自己血輸血　400g採血	2万円
手術器材料　吸収性ねじなど	20万円
麻酔料　　全身麻酔と硬膜外麻酔併用	15万円
リハビリテーション	6万円
その他　（請求可能な薬剤や処置料）	2万円
合計　　　　　　　　　　約185万円（3割自己負担金約55万円）	

表1-7　人工股関節全置換術の入院費用

包括評価料（入院費に相当し医療機関で異なる）　2週間入院	50万円
手術手技料　人工股関節全置換術と自家骨移植術	52万円
自己血輸血　800g採血	3万円
手術器材料　人工関節など	80万円
麻酔料　　全身麻酔と硬膜外麻酔併用	15万円
リハビリテーション	6万円
その他　（請求可能な薬剤や処置料）	4万円
合計　　　　　　　　　　約210万円（3割自己負担金約63万円）	

負担は3割ですから人工股関節で約55万円，骨切り術では約63万円となります。さまざまな医療の控除によって費用はさらに安くなります。具体的な手続きは市町村の健康福祉課や病院の福祉担当係にお問い合わせください。医療機関が申請の手続きを代行することはありませんので何もしないと，医療費の3割を支払わなければなりません。手術の前に手続きをすませておかないと自立支援による医療費の控除は受けられません。

　著しい股関節の障害がある場合は，「身体障害者手帳」を申請することができます。身体障害者の手帳は6級以上で交付されます。著しい股

関節の障害は身体障害5級に相当します。身体障害者手帳があると，自立支援法の適応（更生医療）を受けることができます。自立支援法によって，さらに医療費の控除が受けられます。患者さんの家族の年収によって控除額が決定されています。患者さん自身が，申請しなくてはならない面倒はありますが，自立支援法による医療控除を受けると実際の自己負担は，10万円以下になります。自立支援でも高額医療の控除とほとんど差がないことがわかります。

現在の医療制度では，医療費が月ごとに計算されますので手術を月末におこなうと，医療費の負担額が増加します。身体障害者手帳は，自動車税の減税，高速道路通行料やJR運賃，美術館などの入場料が割引されるという利点があります。両側に人工股関節全置換術をおこなうと身体障害者3級となります。3級に認定されると医療費は他の病気に対しても一部負担金で医療を受けることができます。障害者の認定は厳密に規定されています。

ただし，手術によって身体障害が改善した場合は，身体障害者手帳を返還しなくてはなりません。

Q6　手術前に準備することは何ですか？

手術までの手順を表1-8に示します。まず手術の予定日を決めます。手術を予定したら貧血や肝臓機能などの簡単な血液検査をします。手術予定日に合わせて手術の検査，入院日，自己血採血の日程を決めます。さらに退院予定日を決めます。70歳以上では心機能評価のために超音波検査をおこないます。

治療歴や治療中の合併症（心臓，肺，肝臓，高血圧や糖尿病）がある場合は，治療状態（コントロール）を評価します。合併症の治療状態が悪い場合には，手術は延期となります。服薬している薬はすべて手術に

表 1-8 手術前に準備すること

① 手術予定日を決定する（入院日と退院予定日を決定）
② 手術前の検査をおこなう（心臓，肝臓，腎臓，赤血球，血小板など）
③ 合併症の評価をする（主治医からの評価，服薬中止または増量）
④ 麻酔科依頼（合併症がある場合は早めに依頼）
⑤ 自己血採血の計画（手術3週前，手術1週前）
⑥ 身体障害者手帳の交付，自立支援法（更生医療）の申請
⑦ 入院予約と検査説明（CT，MRI）
⑧ 手術前のリハビリ実施
⑨ 手術の説明と同意（外科医，麻酔医，看護師）
⑩ 皮膚の切開部の印をつける（切開予定線を油性インクで書く）

問題がないかチェックします。主治医に治療経過と治療状況，手術で注意することを紹介状に書いてもらってください。とくに抗凝固薬（ワーファリン®）や抗血小板薬（パナルジン®，バイアスピリン®）などは手術前に中止しないと出血がしやすくなるので手術ができません。高血圧や糖尿病などの毎日使用している薬についての服用は主治医に相談してください。治療内容について紹介状を持参してください。

合併症があり，麻酔に問題がある可能性がある場合は，麻酔科へ依頼します。合併症がなければ手術前に麻酔の説明と同意を受けます。

入院日が確定したら，入院予約をおこないます。入院に必要な書類や用具を用意します。手術予定日に合わせて手術の検査，入院日，自己血採血の日程を決めます。800gの自己血採血する場合は，400gを2回採血します。400gの自己採血では400gを1回採血します。採血時は造血剤の鉄剤を服用します。

手術前からリハビリテーションが必要です。指導を受けてください。手術前に訓練ができていれば問題なく治療を受けることができます。可動域訓練，中殿筋や腸腰筋などの筋力強化，松葉杖の訓練，車イスを使

用する訓練が必要です。

　手術の説明と同意は外来または入院してからおこなわれます。手術内容を十分理解して手術を受けてください。手術の合併症も理解しておいてください。親族や知人などと説明が聞きたい場合は，手術計画の中で説明の日を相談してください。

　入院前・入院後には肺塞栓・血栓の予防と筋力維持のために体を動かして下さい。手術前には，手術部位を確認するため皮膚切開予定線を油性インクでつけます。

　退院の予定は，骨切り術で4週間，人工股関節で2週間です。退院日や迎えに来る家族を入院前に決めておいてください。とくに入院前に自宅のトイレや風呂などに問題があれば手術前にリフォームしてください。術後は自宅への退院が可能です。手術後にリハビリするための入院施設もあります。著者は手術後の経過が良くない場合だけリハビリ専門病院へ紹介します。目安として，手術前に杖で歩けた患者さんは，手術後2週間で全く痛みはなく自宅へ帰ることができます。アメリカで始まったファースト・トラック（fast track）が最近ヨーロッパでも開始され，「人工関節手術後3日間退院コース」も日本でも始まろうとしています。

　自立支援法により階段の手すり，トイレ，風呂の改造の補助を受けることもある範囲内で可能です。自宅の掃除，買い物，在宅リハビリテーションなどの支援を得ることも可能です。これにはあらかじめ自立支援法の書類申請が必要となります。手続きには時間がかかりますので入院前にご相談ください。

Q7　家事や仕事への復帰はいつ可能ですか？

　杖をついていても職場への復帰を許可される場合は，最も早い患者さんでは坐位の仕事なら人工関節では2週間（入院1週間），骨切り術

(入院3週間)では1か月で職場への復帰が可能です。患者さんが快適に生活できるための家族の温かい理解と協力が，退院後少なくとも1か月は必要です。

　一般的に骨切り術では家事への復帰は，手術後2か月かかります。家事も立っている時間が長いので，簡単な料理を作るのにもやはり約2か月かかります。仕事への復帰は座ってする事務的な仕事でも，職場までの通勤が困難なためにより長期の休養が必要です。立っておこなう仕事だと4か月後にやっと可能となります。さらに重労働なら復帰には6か月かかります。

　人工股関節全置換術では，1か月で家事の復帰は可能です。座ってする仕事なら1か月（最短2週間）で可能です。簡単な料理を作るのには1か月かかります。しかし手術前から歩くことが困難で，杖を必要としていた患者さんは杖なしで歩けるようになるには2か月はかかります。また患者さんが快適に生活できるためには家族の温かい理解と協力が退院後少なくとも1か月は必要です。

　したがって治療に必要な期間は長めに申請しておいたほうが賢明です。

　骨切り術後の自動車の運転は，手術後から1か月すれば可能です。しかし手術によって，股関節の曲がっている角度の感覚（位置覚）が低下するため注意が必要です。人工股関節全置換術後の自動車の運転は，手術によってブレーキを踏む関節の感覚が障害されますので手術後2か月を経過してから許可します。

　スポーツへの復帰は3か月以上かかります。水泳などの体重負荷がかからないスポーツが許可されます。ラグビーやサッカーを除けばほとんどのスポーツをすることが可能です。著者はゴルフ，テニス，ジョギング，ダンス，水泳などを許可しています。主治医から許可を得てからスポーツを開始しましょう。

Q8　いつまで通院すればよいですか？

　骨切り術では，悪くなっても手遅れになることはありません。通院することで患者さん自身が関節症の変化を知ることができます。せいぜい末期股関節症になるだけです。それでも年に1回定期検診を受けましょう。

　人工股関節手術後は必ず定期検診を受けなければなりません。定期検診ではレントゲンによって「骨溶解による人工関節周辺の骨吸収」が進行性であるか否かを判定します（**表1-9**）。人工関節の移動や周辺の骨の変化を評価できます。最も重要なのは，セメント人工関節では「セメント骨の界面の破綻を評価」できることです。人工股関節の破綻し始めの徴候の有無の評価と進行性について評価します。患者さんはこの徴候の有無を主治医に確認してください。境界面の破綻が進行すれば人工関節は明らかなゆるみとなり，数年で症状が出ます。症状が出ない前に再手術をおこなうことで良好な再置換術の結果をえることが可能です。

　人工股関節全置換術後に「10年お世話になったのでありがとうございました」といわれることがあります。ガンの手術ならよいのですが，人工股関節ではとんでもないことです。人工股関節は10年以内に壊れることはめったにないので，手術後10年以降のほうがより定期検診が必要になります。人工股関節全置換術は手術後には1年に1回通院しな

表1-9　人工股関節全置換術後の評価のポイント

1	ステムの沈み込みやソケットの移動
2	セメントの破壊（骨折）の存在
3	骨溶解の存在と進行（ステムやソケットの境界部の骨吸収）
4	骨透亮像の存在と進行（セメントと骨との間の隙間）

ければなりません。心配だからといって1年に何回も通院する必要はありません。ただし，股関節に痛みなどの異常を感じたらすぐに受診しましょう。人工股関節全置換術は定期検診をしないと大問題となります。人工股関節が壊れて関節周囲が破壊される可能性があります。股関節専門の病院で，1年に1回の定期的検診が必須です。

最近始まった日本の人工股関節と人工膝関節の登録制度（日本人工関節学会）では，発録された患者さんの人工関節が再度手術されたことはわかりますが，詳しい経過までは評価できません。

主治医が退職したとか，病気で一時的に通院できなくなったということで通院を中止すると破壊が進んで大がかりな手術が必要になります。初期の数年間は症状がないので，近くの病院でレントゲンを撮っているだけでは，人工股関節周囲の骨融解を正確に診断できないことが少なくありません。専門医でないと人工関節の異常を診断できないことがあります。専門医なら人工股関節の破綻を患者さんに症状が出る数年前には判定することが可能です。

このように早めに治療することで大手術になるのを避けることができるので定期検診を強くおすすめします。

Q9　自己血輸血とは？

自己血輸血とはあらかじめ患者さん血液（自己血）を術前に貯蔵しておいて，手術後に使用する輸血の仕組みです。予定手術で出血量が1000g以下なら適応があります。これに対して献血で集めて日本赤十字社から供給される他人の血液を「同種血」といいます。他人の血液を輸血する同種血輸血を避けることは，輸血にともなう合併症である血液からの感染と免疫異常を防ぐことができます。予定された手術では，自己血を手術前に貯蔵しておくことで，同種血輸血の合併症を防ぐことがで

表 1-10　自己血輸血の方法

1　術前自己血保存法 　　①液状保存法（CPD 液，MAP 液） 　　②冷凍保存法 2　術中回収法（セルセーバーによる術中出血回収） 3　術後回収法（ドレーン血回収）

きます。自己血輸血には，液状に保存する方法と冷凍保存する方法があります（表 1-10）。術前の自己血保存法には液状保存法と冷凍保存法があります。術中出血を回収洗浄して輸血する術中回収血輸血も多くおこなわれています。術後のドレーンから回収して輸血をおこなうこともあります。

　予定手術では積極的に自己血輸血をおこなうことが推奨されます。現在は出血を少なくして輸血をなくすことをより推奨しています。自己血輸血では赤血球だけの成分輸血をおこなうことも可能です。赤血球の産生には鉄分（商品名フェログラデュメット®，フェロミア®）が必須です。予定手術では，手術前に貧血を改善しておくことが必要です。高度貧血では内科疾患の治療が必要です。

　赤血球の役割は，肺で酸素を血球内に取り込んで，組織に酸素を供給する重要な働きがあります。赤血球は再生されるのに通常 120 日もかかります。貧血症の患者さんは，80 日で再生されることがあります。しかし大量出血すると，赤血球の産生が間に合わないので輸血が必要となります。したがって，自己血輸血が有用であると考えられます。一般的な 800 g の採血について図 1-16 で説明します。800 g の自己血採血する場合は，400 g の採血を使用する 3 週前と 2 週前におこないます。21 日間液状保存可能な CPD バックと 35 日保存可能な MAP があります。

　赤血球を増加させる作用があるエリスロポエチンを使用すると，有意

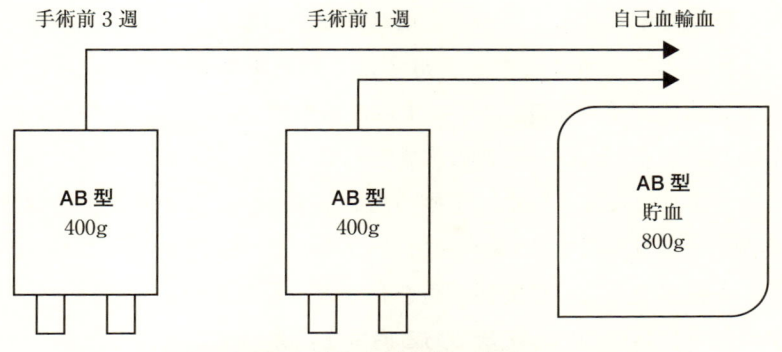

```
手術前3週            手術前1週             自己血輸血

   AB型               AB型                AB型
   400g               400g                貯血
                                          800g
```

図 1-16　貯血式自己血輸血の手術前の計画（800 g の採血予定）

に早く赤血球が増加します。この薬は普通の手術には不要です。1200 g 以上の大量に出血が予測される場合は，自己血輸血に併用して用いられます。

著者らは，丁寧な止血をおこない，出血を最小にすることを心がけてきました。2000 年から初回人工股関節全置換術や偏心性寛骨臼回転骨切り術では，エリスロポエチン製剤を使用することがなくなりました。

回収血輸血は，手術中の出血が多い場合に回収して使用できる利点があります。欧米では術前貯血はおこなわれず，回収血輸血で対応しています。手術前に血液を貯蔵する必要がありません。回収された血液を洗浄して，血球成分だけを輸血できます。セルセーバーという回収血装置と回収用のバックが必要です。欠点として落下細菌などの汚染の可能性があります。

著者は 1988 年には中部地区で自己血輸血を開始しました。名古屋自己血輸血研究会で自己血輸血の普及に尽力しました。「輸血を回避する最良の方法は，出血させないこと」です。この意見を名古屋大学附属病院高松純樹教授からいただきました。外科医としては，とうてい賛同で

きない意見です。どんな手術でも切れば血が出ます。しかし，手術の止血を丁寧におこなうことで，1998年から出血量を寛骨臼回転骨切り術や人工股関節で平均400g以下にすることができるようになりました。ほとんどの患者さんが自己血の準備をしなくても，輸血を回避することができるようになりました。手術の出血が少ないことから人工股関節全置換術，骨切り術など15名の輸血を希望しない患者さん（エホバの証人）にも輸血をしない股関節手術をしてきました。

　麻酔医は，常に100％安全である麻酔を心がけています。外科医として，いつも大変お世話になっています。しかし，出血が多い場合は，輸血をしないと生命に危険があると予測されることも少なくありません。その場合は麻酔医によって輸血がおこなわれます。手術は外科医のみでなく，麻酔医も安全管理に重要な役割を担っています。名古屋大学附属病院では輸血を希望しない患者さんに対するマニュアルが2010年に作成されました。基本的には病院の管理で，すべてを決定することが決まりました。輸血を希望しない患者さんの手術をすることは可能です。しかし，「安全のために，医学的判断で輸血が必要になったときは，輸血してもよいという承諾書が必須」となりました。救命のために存在する医療が，輸血を拒否する患者さんの希望で救命できないという矛盾を解決するために作成されました。このマニュアルによって多くの病院ではエホバの証人に対する手術ができなくなりました。まだエホバの証人に輸血をしないで手術が可能な病院もあります。主治医とご相談ください。

Q10　合併症とは？

　手術には合併症がつきものです。残念ながら100％安全な麻酔や手術はありません。医師は合併症によって治療効果が損なわれないように，絶えず注意を払っています。何人かの患者さんが合併症の話は聞きたく

ないといわれます。しかし患者さんもおこりうる合併症を理解して，患者さん自身も合併症を防ぐ役割をしてください。

1998年に日本でも横浜市立大学附属病院で「患者取り違え事件」がおこりました。肺の手術患者さんと心臓の手術患者さんを取り違えて手術してしまいました。この事件以来の対策として患者さんは入院中にリストバンドを必ず付けることで患者取り違えを防ぐようになっています。また「左右の間違い」も問題です。著者らがおこなっているように患者さんは，外科医に手術前に必ず皮膚切開予定線を油性インクで切開する手術部位に書いてもらいましょう。足に○×の印を書くことでは間違いがおこります。アメリカでは皮膚切開線の隣にさらに執刀医が自らサインを必ず書くことが義務づけられています。

さて，手術でおこる4つの最も重篤な合併症を説明します。①肺塞栓・血栓症，②大血管損傷，③神経損傷，④感染があります。

とくに肺塞栓・血栓症は手術で亢進した凝固機能（血液を固まらせる機能）によって下腿（とくにヒラメ筋静脈）の血栓が増大して，肺静脈をつまらせてしまう状態です。約1000人に1人（0.1％）が致死性肺塞栓症で死亡する可能性があります。肺塞栓・血栓症につては次のQ11でさらに詳しく述べます。

大血管損傷は股関節周囲の血管が手術の操作で傷つけられることです。骨盤の内部を内腸骨動脈，外腸骨動脈が走行し，股関節の部位で外腸骨動脈は大腿動脈と深大腿動脈に分かれます。閉鎖動脈は外腸骨動脈から分岐して股関節の下方を栄養します。外科医は十分に解剖学を理解して手術をおこなう必要があります。骨盤内の血管損傷をおこしやすい前方・下方へのソケットのネジで固定する場合も厳重な注意が必要です。

神経損傷も圧迫などで約500人に1人（0.5％）が発生します。注意深い手術操作で防ぐことが可能です。膝の外側にある腓骨小頭で腓骨神経が圧迫されると腓骨神経麻痺を起します。手術中や手術後に圧迫され

ないように注意が必要です。

　感染は人工股関節全置換術で 1000 人に 1 人（0.1％）おこります。フィルターで空気中の塵を最小にするクリーンルームを使用することが必要です。イソジン®やヒビテンアルコール®による十分な消毒や滅菌操作を確実におこなうことが重要です。的確な手術によって手術時間をできるだけ短くすることが必要です。

Q11　肺塞栓・血栓症の予防とは？

　肺塞栓・血栓症の予防は絶対に必要です。手術後に最も死亡率が高い合併症です。血液の固まりである血栓・塞栓は，肺に行く動脈を閉塞して約 1000 人に 1 人が死亡することもあります。その一部は，エコノミークラス症候群として知られていました。正確に塞栓の評価が可能になり血栓塞栓はきわめて頻度が高いことがわかりました。問題は血栓予防薬を使用して静脈塞栓を予防するかです。著者は常に，「手術がうまくいっても，肺塞栓症で死亡することがある」という怖い話を患者さんにしています。著者らも血栓塞栓症予防ガイドライン（**表 1-11**）に準拠して予防をおこなっています。

①肺塞栓・血栓症の発症部位と原因

　肺塞栓症（pulmonary thrombosis＝PE）や深部静脈血栓症（deep venous thrombosis＝DVT）は下腿や大腿静脈（ふくらはぎのヒラメ静脈）に血栓ができて，その血栓がはがれて体の中枢部の血管をつまらせる状態です（**図 1-17**）。膝関節より遠位なら肺塞栓の可能性は高くありません。しかし血栓が成長して膝を超えて大腿の部位まで血栓が成長すると問題です。さらに大静脈を超えて，心臓を経由して肺動脈まで血栓がつまってしまう可能性もあります。症状がある肺塞栓では肺機能障害（息苦しさ）や右心室への負荷がみられます。完全な閉塞では酸素が肺

表 1-11　血栓塞栓症予防ガイドライン（人工関節置換術は高リスクに分類）

高リスク	**人工股関節全置換術，人工膝関節置換術，股関節骨折手術，骨盤骨切り術，下肢悪性腫瘍手術，重度外傷（多発外傷），骨盤骨折**
最高リスク	高リスク患者に血栓塞栓症の既往または血栓性素因がある場合

＊推奨される予防法は間欠的空気圧迫法また抗凝固療法（Xa 阻害剤など）

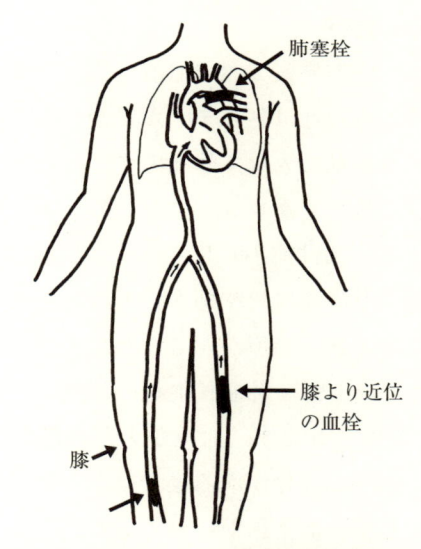

図 1-17　肺塞栓（PE），深部静脈血栓（DVT）
膝より上の血栓は肺塞栓の危険が高い

から供給されないので低酸素となり生命にかかわる問題となります。呼吸困難，血圧低下や意識消失のショックがおこります。

　乱暴な考えですが，血栓が大きく成長する前に，小さいうちに肺へ飛ばせば問題はありません。手術後にフットポンプを使用することや足首を動かす運動をすすめるのはそのためです。さらに手術後 24 時間以内に手術した脚に体重をかけて歩行することで大きな血栓の塊ができるの

を防ぐことができることがおわかりいただけたと思います。

　手術をして体に傷ができると出血を止めようとする機能（凝固能）が亢進します。それと同時に血液を固まらせる線溶系も亢進します。血液が固まりやすくなって手術後の出血が少なくことでは大変都合がよい能力です。しかし，血液が固まりやすくなる能力が過剰となると血が固まった状態（血栓）ができすぎることになります。

　② **静脈血栓・肺塞栓の診断**

　超音波検査は静脈を圧迫することで血液の流れを調べて塞栓の有無を検査します。正確性と再現性は劣りますが侵襲が少ない利点があります。静脈造影は，静脈に造影剤を入れて静脈のつまったところを評価する方法です。静脈造影は正確ですがショックなどのリスクをともないます。マルチスライスができる高性能のCTスキャンなどによって肺血栓の診断能力が上がり，微小な静脈血栓や肺塞栓の診断が可能となりました。肺塞栓は肺動脈造影で診断・治療がおこなわれます。肺シンチは用いられることが少なくなりました。肺塞栓血栓の治療は，血栓を溶解する薬（ヘパリン）などが使用されます。血栓が大きな場合は手術で除去されることもあります。下肢に血栓がある場合は下大静脈にフィルターを用いて肺塞栓を予防する手術が手術前におこなわれることがあります。

　③ **危険因子**

　先天的な凝固異常（プロテインC欠乏症，プロテインS欠乏症など）や今まで血栓症の既往がある人，手術後やお産の後で下腿の腫れが1週間以上続いた患者さんや肺血栓塞栓症の既往があった患者さんは手術後に肺塞栓になる可能性があります。手術前に申し出てください。静脈に肺塞栓血栓予防のフィルターを入れることがあります。

　④ **予防法**

　血栓症の予防の新しい薬が，2007年から日本でも使用することができるようになりました。1つは第X因子阻害剤（Xa＝テンエー阻害剤）

のフォンダパリヌクス（商品名アリクストラ®）です。内服剤としては商品名リクシアナ®です。もう1つは低分子ヘパリン（商品名クレキサン®）です。どちらの商品も整形外科手術で血栓・塞栓症の可能性が高い人工股関節全置換術，人工膝関節置換術に保険で使用することができます。

　血栓予防薬の使用によって明らかに重大な出血が増加します。血栓予防薬の使用基準は最高リスクである凝固異常がある場合と血栓・塞栓症の既往がある場合に限定されます。血栓・塞栓症の薬剤を使用するかしないかを患者さんは主治医と十分話し合うことが重要です。

　患者さんが実践できることは，「肺塞栓にならないように超早期に歩行する」ことです。著者は，2002年に危険因子のない46歳の女性患者さんの骨切り術後に肺塞栓を経験したことから，2003年から，手術後24時間以内に歩行させることにしました。ただし24時間以内に車イスにのることだけでは血栓・塞栓予防にはなりません。歩行することが重要です。

　外科医ができることは，手術中に髄腔内の骨屑，血液の塊や脂肪を十分にパルス洗浄することで，血栓の原因を除去することも重要です。術後24時間以内の早期歩行を実行するためには，「痛みがないことと吐き気がないこと」が重要です。

　物理的な予防法として弾性ストッキングを履くこと，持続圧迫フットポンプを下肢に装着することがおこなわれます。手術後に足関節を動かすことは，持続圧迫フットポンプと同等の静脈還流の効果があります。そのため患者さんを励まして運動をしていただいています。

Q12 セカンドオピニオンとは？

　セカンドオピニオンとは他の医師の意見を求めることです。最近大きな病院では，セカンドオピニオン外来ができて希望すれば受診することができます。著者もセカンドオピニオン外来を担当していますが，まだ定着しているとは思っていません。なぜなら初診した医師の説明が圧倒的に不足していることが多いからです。また受診料が数万円もするからです。費用を別とすれば，より多くの説明を聞くことができるので，患者さんにとっては良いことです。しかし，過度の情報で「これもよい」，「あれもよい」となると患者さんは何を信じてよいかわからなくなる可能性があります。信頼できる医師をみつけることが必要です。

　股関節の病気の治療で最も大切なことは，「患者さんの苦しみを受け止めて，丁寧に説明してくれる医師」をみつけることです。患者さんと医師との良好な信頼関係を築くことが治療の第一歩です。単に家から近いという理由だけで，その病院で手術することはおすすめしません。また，すぐ手術だと決めつけて，返答に迷っていると「歩けなくなるぞ」と怒り出す医師は最低です。この場合は早めに他の病院へ転医したほうがよいでしょう。レントゲンやMRI検査は1年に何回も撮影するが，患者さんに検査の必要性や結果の説明もなく，薬だけをくれて手術時期をのがしてしまう医師も少なからずいます。

　患者さんが外科医の手術の技術力（手術のうまさ）を簡単に判定するには「人工股関節は年間に何例されていますか？」と「手術時間が平均どのくらいかかりますか？」「手術中の出血はどのくらいですか？」と質問することです。主治医の返事が「年間の手術が30例未満，手術時間が3時間以上，手術中の平均出血が800g以上」ならもっと経験がある先生を紹介してもらうべきでしょう。

　日本の人工関節学会では，残念ながら，人工股関節に平均3時間もか

かっているという報告が多くみられます。「どうしてそんなに時間がかかるのか？」と質問したことがあります。彼らの答えは，「セメントを使用する人工股関節」だとか，「コンピューターによるナビゲーションの機械を使用している」とか，「若い先生にやってもらっている」とかです。しかし，手術時間が平均3時間は長すぎます。著者は平均50分でセメント非使用の人工股関節全置換術をおこないます。3時間は，著者なら2つの人工股関節ができてしまう時間です。

第2章

変形性股関節症
骨切り術をすすめられた人のために

1　股関節の進化と問題点──ヒトとゴリラの股関節の違い

　人類と他の霊長類との解剖学的な構造にはさまざまな違いがみられます。とくに重要な相違点は移動方法に起因しています。ヒト以外の霊長類では4本足で歩くか，木に登る，あるいはその両方で移動します。しかしヒトは2本足で直立歩行します。ヒトが，なぜ二足歩行が可能になったのかは諸説あります。二本足で歩くと両手が自由に使えるので，水や食べ物，子ども，石器などが持ち運べるようになりました。二足歩行で，きわめて効率的に移動が可能となりました。化石の調査から，私たちの祖先が，二足歩行が可能となったのは，森を出て開けた土地に移動したよりも前であったと考えられています。

　ときどきゴリラやチンパンジーが数十メートルを二足歩行したとネット動画のユーチューブなどで報告されています。彼らにとって，解剖学的に二足歩行を長時間維持することは困難です。

　ヒトとゴリラの骨格を比較してみます。体重を支える背骨と骨盤および大腿骨では大きな差があります。ヒトの背骨（脊柱）は，直立歩行に

合わせて，2重のカーブがあり，腰の上で胴体を垂直に保ち，歩行に適した構造となっています（図2-1 A, B）。ヒトの脊椎の弯曲は頸椎では前に弯曲（前弯）し，胸椎では後弯し，腰椎では前弯しています。ゴリラでは腰椎の前弯はありますが，ヒトのような明確なカーブがないので歩行に適していません（図2-2 A, B）。

骨盤もヒトでは特徴的です。ヒトの骨盤は他の霊長類に比べて，前後に厚くなっています。この構造によって脊椎（胴体）を腰の中央にのせて，股関節を安定化させて，全体重を支えることが可能となりました（図2-3 A, B）。ゴリラと比べて，ヒトは脚が長い特徴があります。大腿骨頸部が長く，膝関節の中心は骨盤の真下になりエネルギー効率の良

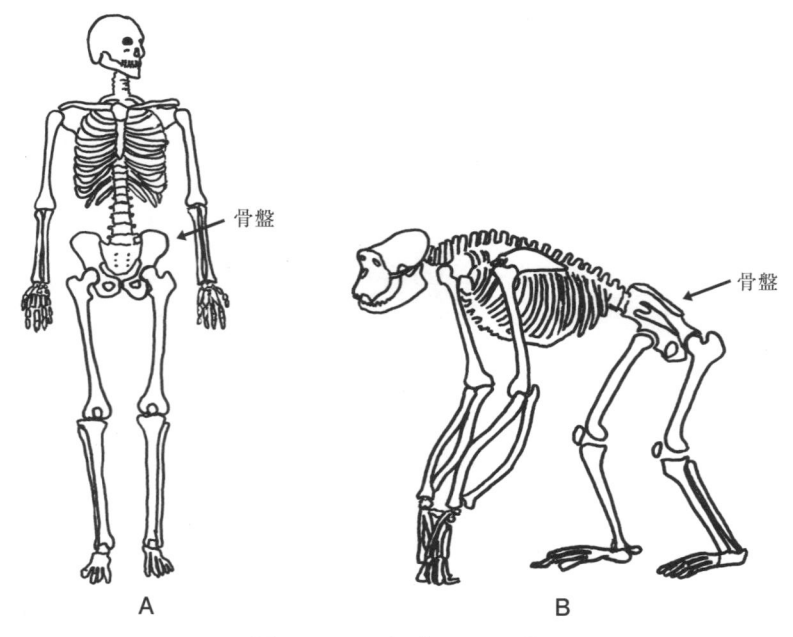

図2-1 ヒトとゴリラの骨格
A：ヒトの骨盤は前後に広く，脊椎からの荷重を支えることができる
B：ゴリラの骨盤は前後に狭いので，脊椎からの荷重を支えられない。下肢に比べて上肢が長い

い歩行が可能となりました。その引き換えに，ゴリラでは被覆が良好であったのが，ヒトでは直立歩行することで股関節前方部分は十分な被覆が得られない状態（臼蓋形成不全）となりました（図2-4 A, B）。

またヒトが進化して立位歩行することで，脊椎の荷重による加齢変化としての「変形性脊椎症＝背骨の骨が変形すること」や「脊柱管狭窄症＝神経が通る管が狭くなり，神経が圧迫されること」，脊椎すべり症などを生じることになりました。股関節の病気があると腰の痛みを訴える患者さんが多いことがわかっています。また股関節の治療がうまくいくと，腰の痛みがほとんどなくなったしまうこともわかっています。

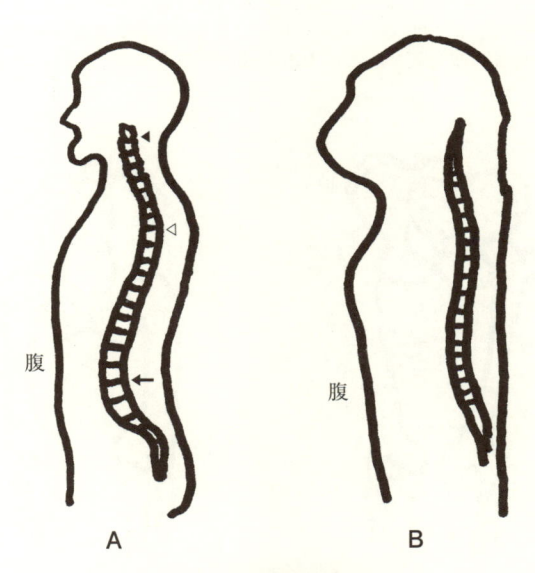

図2-2　脊椎の弯曲
A：ヒトの脊椎は頸椎前弯（◀矢印），胸椎後弯（◁矢印），腰椎前弯（⬅矢印）がある
B：ゴリラの脊椎はヒトほど明らかな弯曲がない

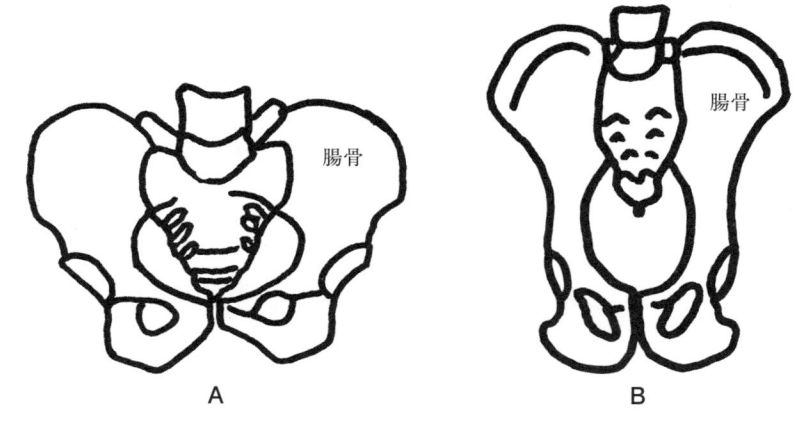

図2-3 ヒトとゴリラの骨盤の違い
A：ヒトの骨盤は上下に短いが，前後に厚い。脊椎からの荷重を支えることができる
B：ゴリラの骨盤は縦に長い。このため脊椎からの荷重を支えることが困難

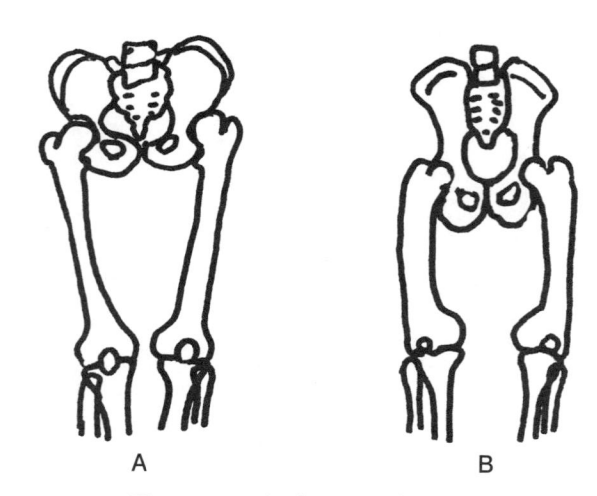

図2-4 ヒトとゴリラの骨盤と下肢
A：ヒトは大腿骨と脛骨の角度が170～175度で膝の内側が接触する
B：ゴリラは大腿骨と脛骨は真っすぐで膝の内側は接触しない。効率のよい歩行が可能

2　股関節のしくみ

　ヒトの股関節は母親の胎内では屈曲位となっています。股関節は屈曲位であれば脱臼に対して安定です。新生児になっても，股関節は屈曲位を保ちます。泣いて力が入ると膝が伸展されて，股関節も伸展します。先天性股関節脱臼は膝伸展位にすると発生しやすいことがわかっています。ヒトの股関節脱臼は生後すぐにはわからなくても3か月検診で発見されることがあります（図2-5）。股関節脱臼はイヌにも多く報告されています。図2-6は，著者が診察した4歳のゴールデン・レトリバーです。3歳のときは少しだけ脱臼していましたが，最終的には股関節脱臼となり，よたよたと跛行（はこう）しています。ヒトだけでなく，種を超えてイヌにも股関節脱臼が存在していることに感動しました。ちなみに治療法は人工骨頭や骨頭切除がされているようです。イヌには保険が効か

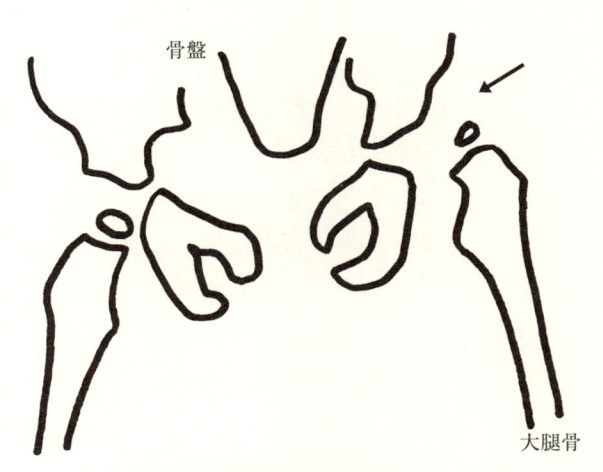

図 2-5　先天性股関節脱臼（レントゲン正面像）
左側の股関節が脱臼している

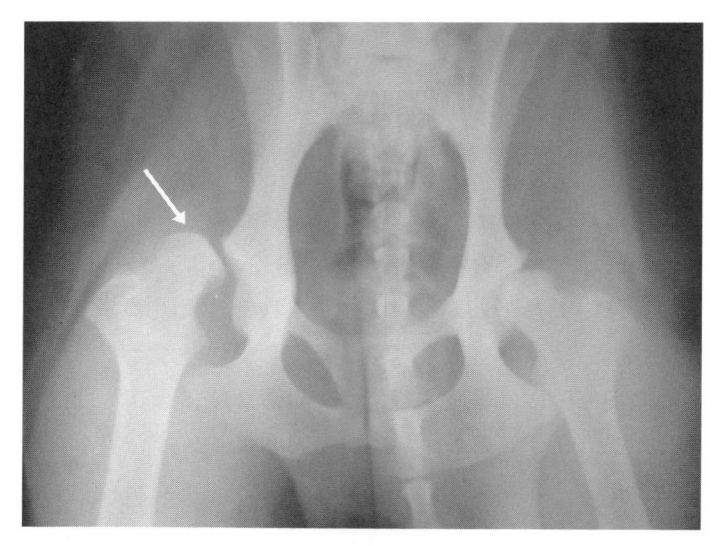

図 2-6 ゴールデンレトリバーの股関節脱臼
反対側に比べて骨頭が外に出ている。イヌでも人工骨頭手術がなされる

ないので高額医療となります。

　股関節は関節包で包まれています。関節包の内部は滑膜があります。滑膜は関節液を産生し，関節軟骨を栄養します。軟骨を栄養する血管はありません。臼蓋にも軟骨があり，関節唇が臼蓋縁にあり，股関節を安定した状態に保ちます。股関節はボールとソケットでできています。正常レントゲンでは，ボールに相当する骨頭は円形で，立体的には球形です。小児では成長軟骨があるので成人とは異なります（図2-7）。乳児期や小児期に股関節の病気があると，骨頭が楕円形やおむすび形になることがあります。破壊があると不整形になります。

　通常骨頭は臼蓋に十分覆われています。この覆われている程度の指標をCE角で表します。正常は25度以上です。大腿骨を臼蓋が覆っている程度が少ないことを臼蓋形成不全といいます（図2-8）。

　臼蓋形成不全があると臼蓋の荷重を受ける面積が少ないために，単位

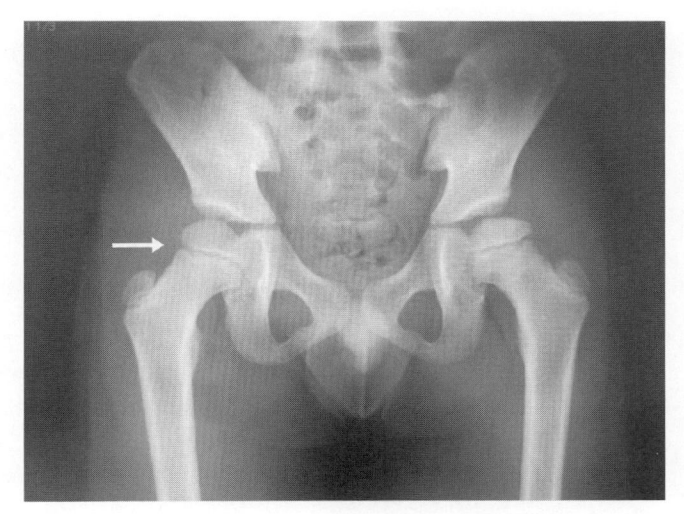

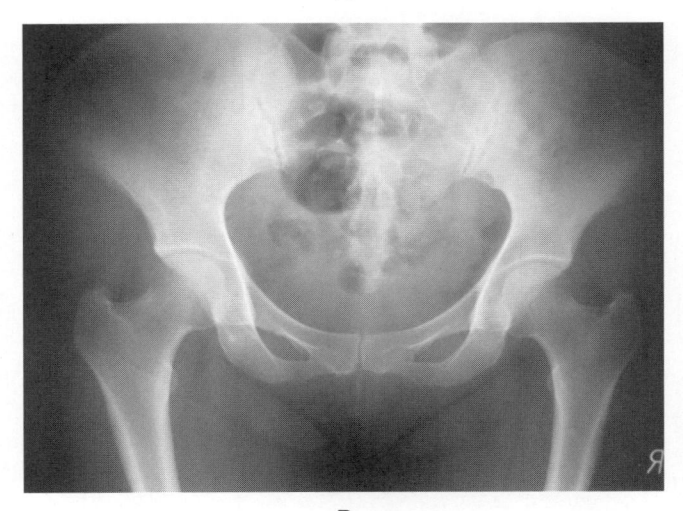

図2-7 小児股関節と成人股関節レントゲン正面像
A：8歳，男児。左ペルテス病。骨端軟骨がある（矢印の部分は骨端軟骨）
B：正常股関節 35歳，女性

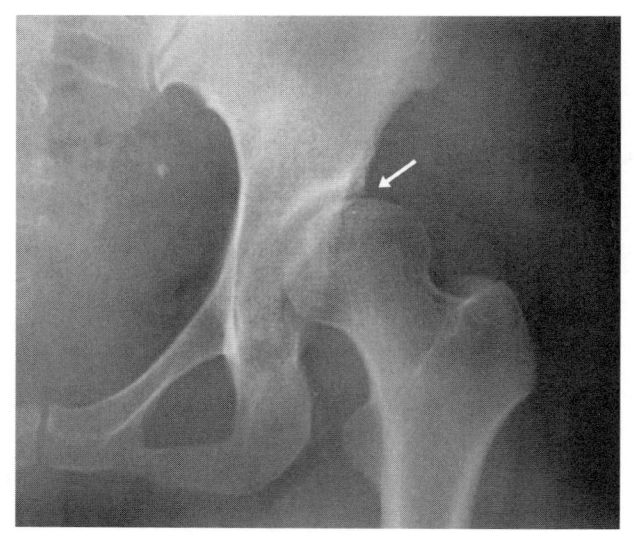

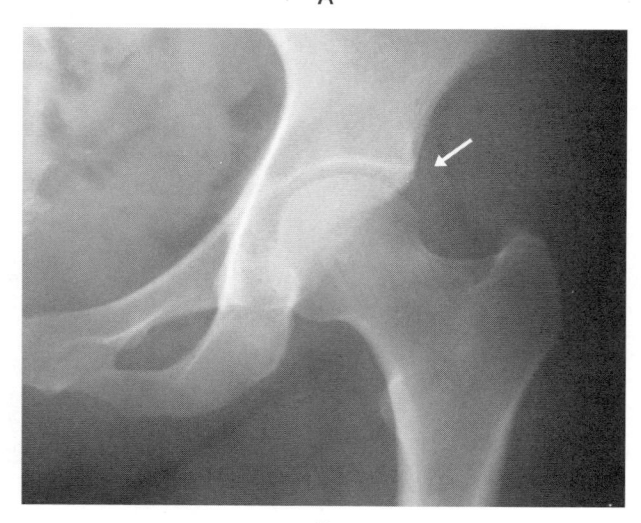

図 2-8 正常股関節と臼蓋形成不全（左）
A：臼蓋形成不全（臼蓋による骨頭の被覆が不足＝矢印）
B：正常股関節

面積あたりの圧力が高くなります。圧力が高い状態が継続すると，股関節の軟骨が破壊されます。股関節に過大なストレスがかからないようにする手術が選択されるのはこのためです。

　股関節を構成するのは大腿骨頭，臼蓋などの骨だけでなく股関節を動かす多くの筋肉があります。股関節を屈曲する腸腰筋，大腿四頭筋，股関節を伸展するハムストリング筋群があります（図2-9）。

　股関節の近くには血管神経があるので注意深い手術操作が必要となります。股関節周囲には内腸骨動静脈，外腸骨動静脈，大腿動脈，深大腿動脈，閉鎖動静脈などの大血管があります（図2-10）。とくに外腸骨動脈や大腿動脈は股関節とは最も近い距離は数センチメートルです。血管損傷を予防するためにも注意深い手術が必要です。下肢の神経を支配する大腿神経，坐骨神経はこれらの血管と併走しています（図2-11）。大腿骨頭を栄養する内側回旋動静脈および外側回旋動静脈があります。

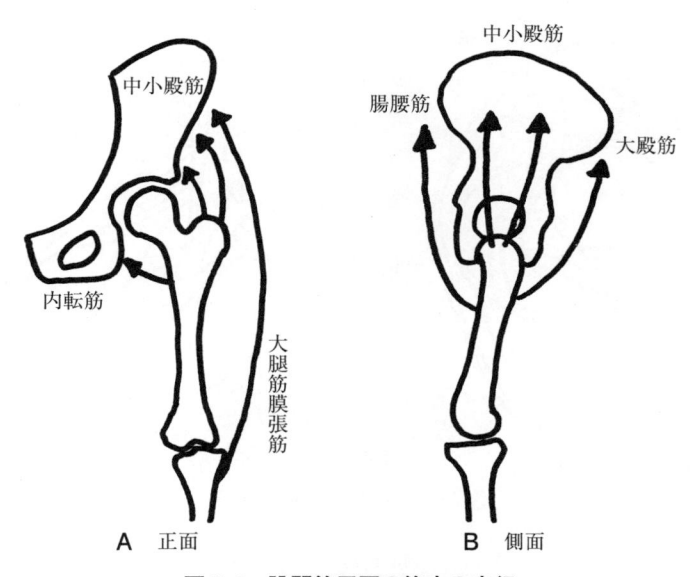

図2-9　股関節周囲の筋肉の走行

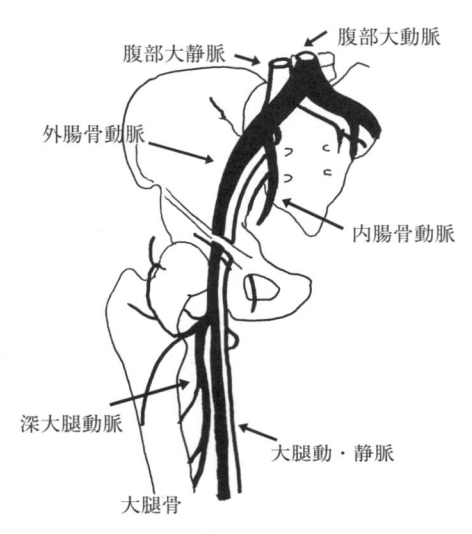

図 2-10　股関節周囲の動脈と静脈

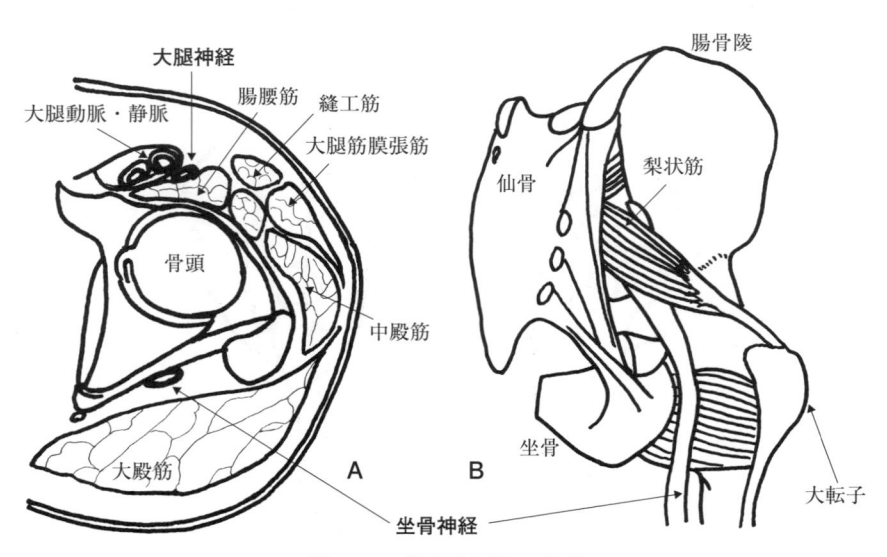

図 2-11　股関節周囲の神経

A：横断像，B：骨盤後方からの画像
股関節の前方には大腿神経がある。大腿神経は大腿動静脈と近接している。股関節の後方には坐骨神経がある

3 軟骨のはたらき

軟骨は骨と骨の適合を改善して，関節にかかる衝撃を吸収します。軟骨は4層構造を形成しています（図2-12）。軟骨の構造は，細胞成分が少なく，マトリックスとよばれる軟骨基質に富んでいます。マトリックスは，Ⅱ型コラーゲンとアグリカン（プロテオグリカン）などで構成されています（図2-13）。マトリックスは親水性で衝撃吸収力に優れています。軟骨基質はマトリックス合成酵素と分解酵素の働きによって，常に一定に保たれ

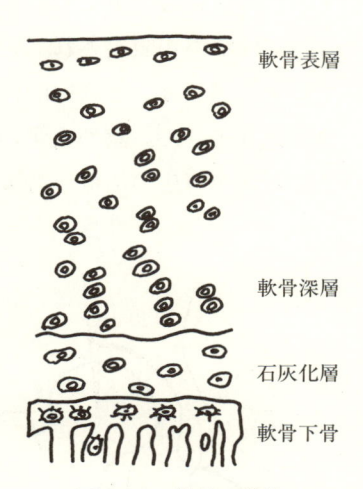

図2-12 軟骨の構造
軟骨は4層構造からなる。栄養血管がなく，関節液から栄養を受けている

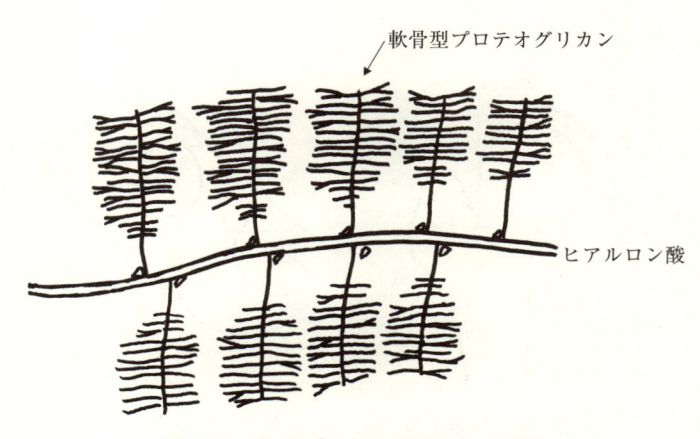

（軟骨表層／軟骨深層／石灰化層／軟骨下骨）

図2-13 軟骨プロテオグリカンの構造
軟骨細胞外にマトリックスを形成する。プロテオグリカンやコラーゲンなど軟骨成分を飲んでも軟骨として再生しない

ています。軟骨への栄養は関節液によって供給されています。軟骨を再生させる研究も進歩しています。しかし，関節症のような大きな病変に対しては治療が限定されています。軟骨を構成する成分のコラーゲンやプロテオグリカンを経口的に摂取しても軟骨が増加するという科学的証拠はありません。京都大学の山中伸弥先生によって発見されたiPS細胞による軟骨再生の治療が将来には可能となるかもしれません。

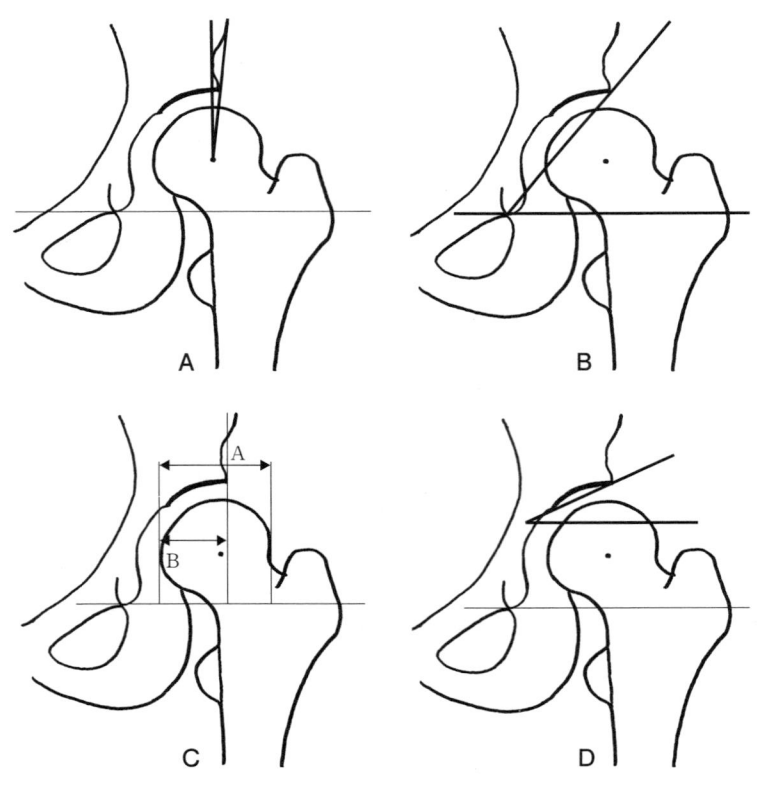

図2-14 臼蓋形成不全のレントゲン評価1
A：CE角（正常25〜35度），B：シャープ角（正常38〜45度，C：AHIは $\frac{B}{A}\times100$ で，正常80〜85％），D：臼蓋荷重部傾斜角（0以下）

4 変形性股関節症の診断

1) レントゲン診断

臼蓋形成不全の評価は，覆われている程度の指標を CE 角（シーイーかく）で表します（図 2-14, 2-15）。CE 角の正常値は 25 度以上とされてい

A　CE 角　10 度

B　シャープ角　50 度

C　AHI　58%

D　臼蓋荷重部傾斜角　19 度

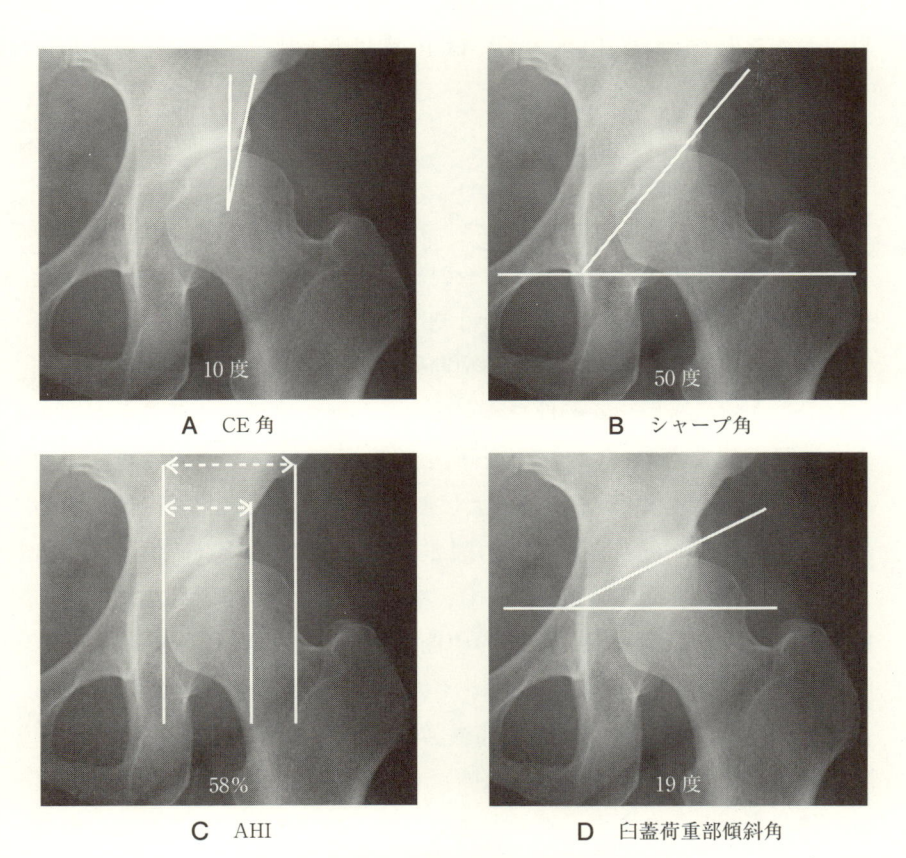

図 2-15　臼蓋形成不全のレントゲン評価 2

ます。しかしこの基準では日本人女性の半数以上が臼蓋形成不全となってしまいます。

ほかにも被覆の状態を評価するのにはシャープ角，AHI（エー・エッチ・アイ）（骨頭を臼蓋が覆っている比率）などがあります。臼蓋形成不全は前方被覆だけでなく後方被覆が悪い場合もあります。詳細なレントゲン評価やCTで被覆の度合いが評価できます。

自然経過の観察では，本来の位置からずれている亜脱臼がなくCE角が0度未満では0度以上と比べて関節の破壊が早く進行します。また亜脱臼があるとCE角が10度未満では10度以上と比べて関節の破壊が早く進行します。

2) MRI診断

核磁気共鳴像（MRI［エム・アール・アイ］）は分子を共鳴させて組織の変化を画像に評価する方法です。放射線と違って被曝がありません。ただし体内に金属が入っている場合は制限を受けます。骨の中の病気の変化（骨髄内病変）および関節包や関節唇や関節周囲の変化をとらえることができます。撮影する条件を変えていくつかの画像をえることができます。代表的なものにはT_1強調画像やT_2強調像などがあります。変形性股関節症と正常のMRI像を示します。正常では，T_1強調像で脂肪は白く（高信号）描出されます（図2-16）。筋肉は黒く（低信号）描出されます。骨の表面は暗く描出され，骨髄内は脂肪組織と同様に明るく描出されます。軟骨は骨と脂肪の中間的な明るさになります。T_2強調像では筋肉は黒く，骨髄は白く描出されます。変形性関節症では，関節唇の断裂，骨髄の信号変化，関節囊腫は白く描出されます（図2-17）。関節に水がたまっている状態（水腫）も観察できます。進行期では骨頭の変化が著明となります。軟骨も薄く不整となります。より著明な水腫がみられます。

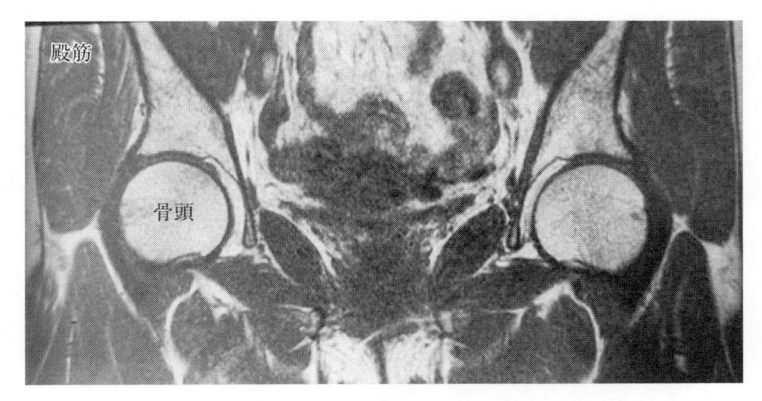

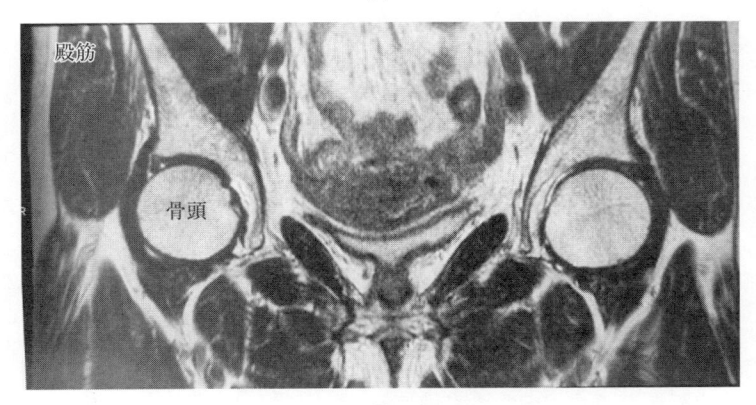

図 2-16　正常股関節の MRI
冠状断像　A：T_1 強調像，B：T_2 強調像
白く円いのが大腿骨頭，臼蓋も白いのが正常（白＝高信号）。骨頭と臼蓋の間には黒い（低信号）軟骨がある

3) CT 検査

　放射線を回転しながら照射して画像をつくる方法です（図 2-18）。最近は高速に撮影するマルチチャンネルの技術が発達しました。三次元再構築（3DCT）が可能となり画像が鮮明で骨頭変形，骨棘，骨折なども

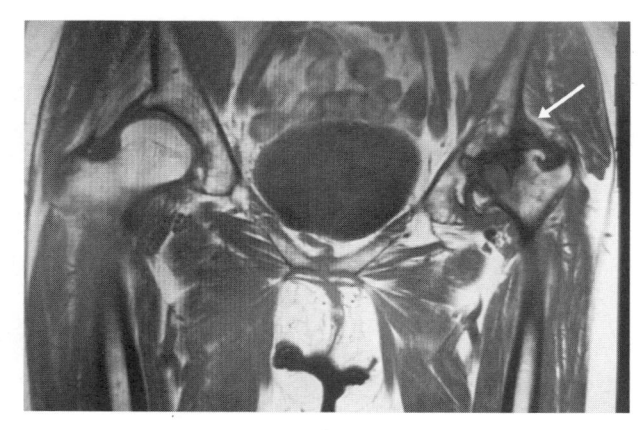

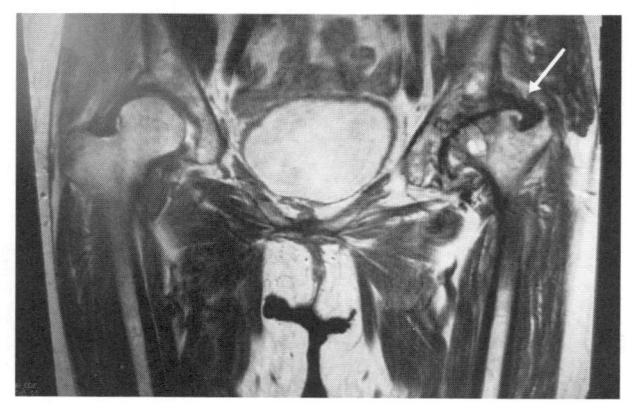

図 2-17 変形性股関節症の MRI
冠状断像　A：T$_1$強調像，B：T$_2$強調像
左変形性股関節症で T$_1$ で大腿骨頭の低信号，T$_2$ で高信号がある（骨嚢腫＝矢印）。図 2-16 と比較して骨頭は丸くない。右は形成不全症

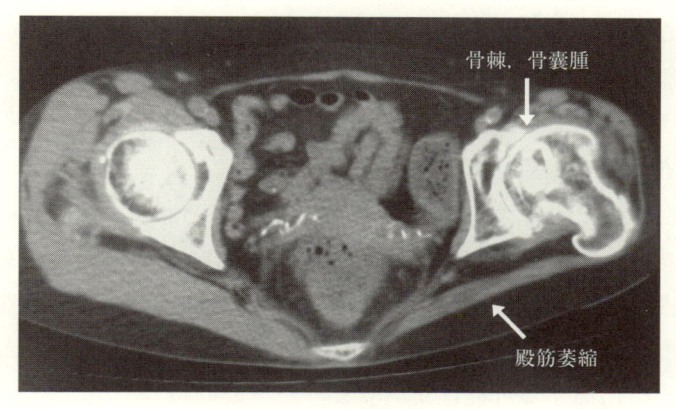

骨棘，骨嚢腫

殿筋萎縮

A

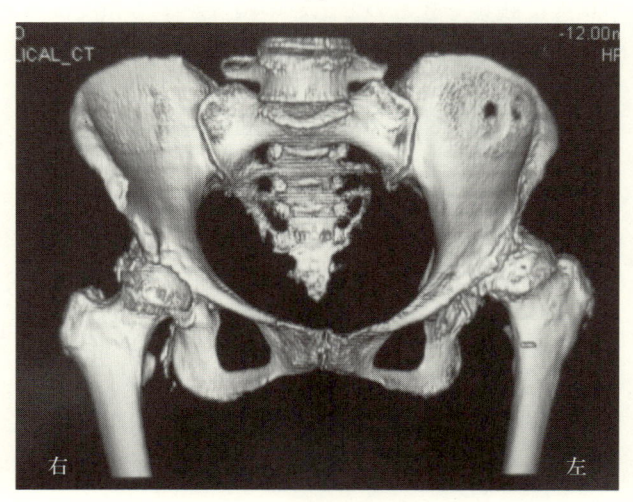

B

図 2-18 変形性股関節症の CT
A：横断像，B：三次元 CT 像
左股関節の著明な変性（骨棘，骨嚢腫が評価可能）。手術計画が容易になる。右股関節は初期でまだ変形は少ない

容易に評価できるようになりました。骨頭と臼蓋を分離して表示することも可能です。手術計画や手術成績の評価も可能になりました。

4) 関節造影の検査

乳児期や小児期の軟骨成分が多い場合に用いられてきました。現在も関節軟骨の状態を検査するために、関節造影がなされる場合があります。股関節内に造影剤を注射して関節内部の状態を観察します。動かして関節の状態を観察するのに優れています。針を刺す痛みがあること、あるいは感染や出血する可能性があります。最近は超音波検査やMRIなどでも軟骨の状態は観察できるので、この検査をする頻度は減っています。

5　治療の選択

手術をしない保存療法と手術する治療が選択されます（表2-1）。手術方法は、骨切り術か人工股関節全置換術に大きく分かれます（第1章Q4の項目参照）。手術をするかしないかで迷っている場合には、手術しないほうが良いでしょう。

骨切り術は「関節軟骨が半分ぐらい残っている前・初期で、かつ50歳未満で、自分の骨で手術したい患者さん」に最も適応があります（表

表2-1　変形性股関節症の治療方法

1	保存療法（体重コントロール、薬物療法、運動療法、水治療法、装具療法）
2	手術療法（骨切り術、人工股関節全置換術）

＊標準体重＝（身長－100）×0.9
　例：身長160cmの人は（160－100）×0.9＝54Kgです。

表 2-2　病期・年齢と手術の適応

年齢 病期	50 歳未満	50～59 歳	60 歳以上
前関節症	◎骨切り術	○骨切り術	待機して人工股関節
初期	◎骨切り術	○骨切り術	待機して人工股関節
進行期	○骨切り術 関節裂隙 2mm ≧	△骨切り術 関節裂隙 2mm ≧	◎人工股関節
末期	△骨切り術	△骨切り術	◎人工股関節

◎理想的な適応，○良い適応，△患者さんの希望による適応

2-2）。最小関節裂隙（軟骨の厚さ）が 2.1mm 以上は長期成績が期待できます。関節軟骨が残っている 60 歳未満の患者さんは，希望があれば骨切りの適応はあります。「とことん使ってから人工股関節にしたいという患者さんで，自分の骨で手術する希望がない場合」には骨切り術の適応がありません。

ただし骨切り術の可能性について説明もしない医師も少なからずいるので注意が必要です。50 歳未満の患者さんは「骨切り術の可能性があるか？」を必ず質問してください。

60 歳以上の末期股関節症で，早く痛みから解放されたい患者さんは人工股関節全置換術が最も優れた治療法です。麻酔の進歩によって全身状態が良ければ 90 歳まで手術が可能となりました。問題は 50 歳未満の少し関節症が進んだ患者さんです。50 歳未満の患者さんは人工股関節をすると，20 年しか耐用性がないため，70 歳前後に再手術が必要となります。したがって少し待って人工関節の手術を受けるのがよいでしょう。今後の優れた人工関節の開発が望まれます。

6　保存療法

　手術する場合も，手術しない場合も筋肉の維持強化の保存療法は必要です。手術をしない場合は，前掲表2-1にある方法を組み合わせて痛みを緩和してください。関節が痛いので動かないでいると，ますます筋肉が萎縮して筋力が低下します。股関節の周囲の筋肉が弱くなり，股関節が不安定になります。股関節が不安定になると，さらに股関節の痛みを増悪します。運動をすることは筋力を増加させます。この悪循環を断ち切ることができます。

1）体重のコントロール

　股関節への負荷をへらすために体重をコントロールしましょう。標準体重は身長（cm）から100を引いて0.9をかけたものです。身長160cmなら54kgが標準体重です。155cmなら49.5kgが標準体重です。まず患者さん自身の標準体重を計算してください。股関節には起立時に体重の約3倍の力がかかります。10kg体重が多いと，30kgも余分に負荷がかかります。

2）薬物療法

　鎮痛消炎剤を使用して股関節の痛みを軽くしてください。痛みを軽くすることで運動療法などを積極的におこなうことができます。非ステロイド性消炎鎮痛剤（商品名ロキソニン®やボルタレン®）などがよく使用されています。定期的に服用したほうが効果的です。薬の副作用として消化性潰瘍や腎障害があります。医師の指導のもとで薬を使用してください。

3) 運動療法

運動療法の目的は，股関節周囲の腸腰筋，中殿筋，ハムストリング筋群，外側広筋などの可動域訓練や筋力強化をおこなうことによって股関節を安定させることです。運動によって股関節痛の軽減が期待されます。とくに中殿筋訓練は毎日 30 回おこなってください。中殿筋の訓練は側臥位でおこなう方法を試してください（図 2-19）。運動療法前にホット

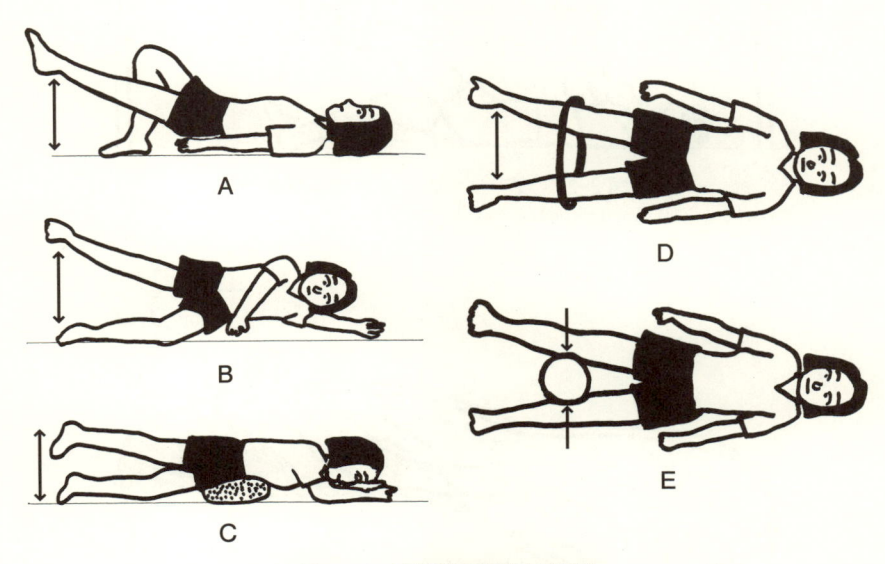

図 2-19　股関節周囲筋の運動

A：仰臥位で膝伸展で脚を持ち上げる。10 秒数えて，脚を降ろす。30 回を 1 セットとする
B：側臥位で膝伸展して脚を持ち上げる。10 秒数えて，脚を降ろす。30 回を 1 セットとする。膝にクッションを入れてもよい
C：腹臥位で膝を伸ばして脚を持ち上げる。10 秒数えて，脚を降ろす。30 回を 1 セットとする
D：仰臥位で膝にゴムバンドを巻いて膝を開く
E：仰臥位で膝にボール（クッション）をはさんで膝を閉じる

パックなどで患部を温めることで痛みを軽減し運動がスムーズにできます。プーリーによる訓練は手の力を利用して股関節の可動域を増加させることが可能です（図2-20）。

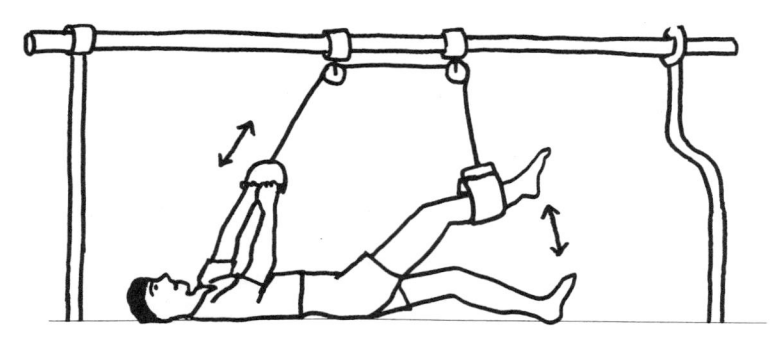

図 2-20　プーリーによる可動域訓練
滑車を引くと下肢の可動訓練が可能となる

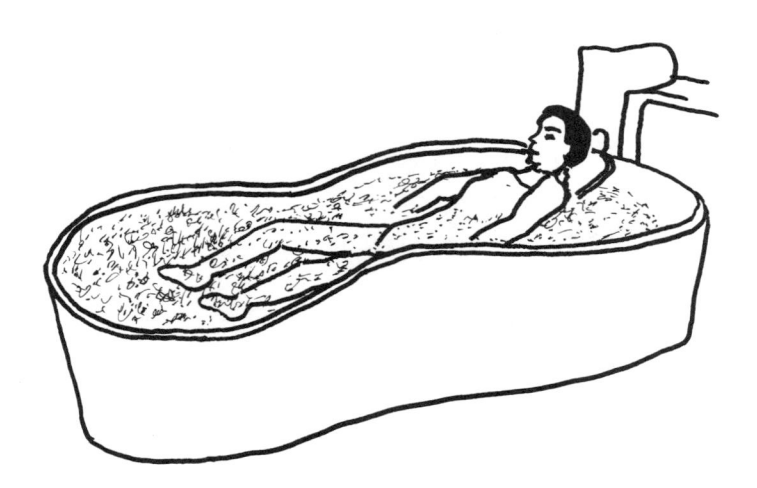

図 2-21　ハバード浴
股関節の可動域訓練をおこなう

4) 水治療法

　プールの中で，股関節を動かす可動域訓練，歩行訓練，泳ぐ訓練をおこないます。ハバード浴は可動性の改善に有用です（図 2-21）。クロール，平泳ぎもやってかまいません。1週間に2回以上おこなうことをおすすめします。

5) 装具療法

　杖を使用することで，股関節への負担は軽減できます（図 2-22）。自分に合った杖を使用しましょう。杖に抵抗がある患者さんは傘やトレッキング用の杖で代用可能です。

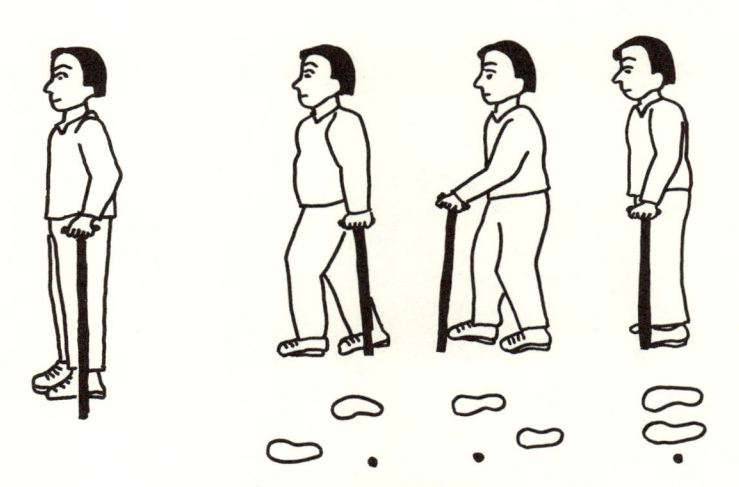

図 2-22　T字杖歩行の仕方
患側の反対側に杖をつく。杖の長さは肘が30度屈曲しているのがよい

7　偏心性寛骨臼回転骨切り術

　手術の原理を説明します。寛骨臼回転骨切り術（Rotational Acetabular Osteotomy＝RAO）は，寛骨を骨切りした後に，臼蓋骨片の内側を削って，内方化（内側に移動）を得るものです（図2-23）。臼蓋骨片に骨移植することで骨頭を遠位化（下方へ移動）します。これに対して偏心性寛骨臼回転骨切り術（Eccentric Rotational Acetabular Osteotomy＝ERAO）は骨切りしただけで「骨頭を内方化かつ遠位化すること」ができます。

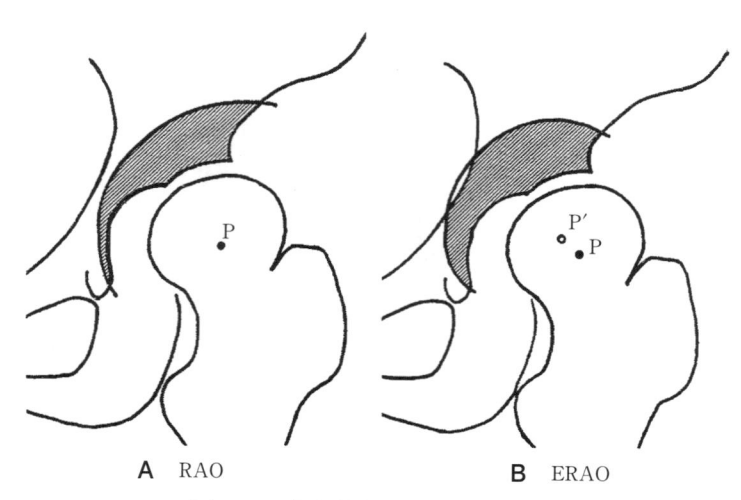

図 2-23　偏心性寛骨臼回転骨切り術
A：同心性骨切りでは回転しても骨頭の位置は変わらない（同心円での作図）。Pは骨切りの中心と大腿骨頭の中心が一致している
B：偏心性の骨切りでは骨頭が内方（内側）かつ遠位（下方）に移動する（偏心円での作図）。P′は骨頭中心（P）よりも上方かつ内方にある

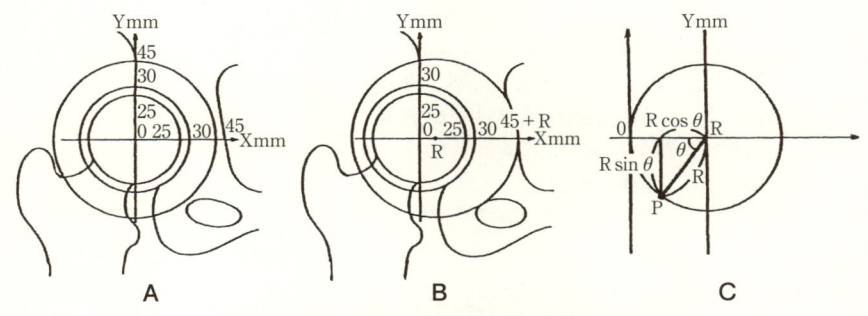

図 2-24 偏心性寛骨臼回転骨切り術の理論
A：同心性骨切りでは回転しても骨頭の位置は変わらない
B：R mm 偏心性の骨切りでは X = R(1 − cos θ)，Y = R sin θ 移動する
C：数学的モデル

　名古屋大学では 1989 年に寛骨臼回転骨切り術を基本にして，大転子を切離して骨移植をおこなわない偏心性寛骨臼回転骨切り術（ERAO）を開発しました。偏心性寛骨臼回転骨切術は，骨切りする方向と骨切りを計画するだけで，骨頭を内方化かつ遠位化することが同時に可能となりました（図 2-24）。もとの方法である寛骨臼回転骨切り術と比べると「骨移植の必要がない」ので，「早期から体重をかけることができる」利点があります。また骨切り部に隙間がないので「骨癒合」も早期に期待できます。

　偏心性寛骨臼回転骨切り術の手術手技は，人工股関節に比べて複雑で困難です。術者は股関節周囲の骨，筋肉，血管，神経の解剖を熟知していなければなりません。

1）寛骨臼回転骨切り術の手術適応（表 2-3）
　手術は適応を厳守しておこないます。
　①臼蓋形成不全による前，初期（進行期は関節裂隙 2.1 mm 以上）の変形性股関節症。②最大外転位で関節の適合性が改善すること。③年齢

表 2-3 寛骨臼回転骨切り術の適応

1	臼蓋形成不全による前,初期(進行期は関節裂隙 2.1 mm 以上)
2	最大外転位で関節の適合性が改善すること
3	年齢 12 歳から 60 歳未満
4	股関節の可動域が良好

12 歳から 60 歳未満。④可動域が良好としています。

　前・初期関節症で 40 歳未満はまず寛骨臼回転骨切り術を考えましょう。50 歳以上の患者さんは人工股関節と比較して手術を選択しましょう。手術は習熟すれば 2 時間以内(著者は 1 時間 30 分)におこなうことが可能です。術中出血も平均 400 g 以下で術後出血を含めて 1000 g 以下です。自己血輸血の良い適応です。著者は,手術を確実・かつ安全におこなうために手術室・病棟スタッフの教育をおこなっています。また全国の股関節外科医を対象にした技術指導のセミナーを毎年おこなっています。

2) 手術の実際

　麻酔は全身麻酔で低血圧麻酔を併用します。低血圧麻酔は薬物を利用して収縮期血圧を 100 mmHg 未満に保っておこなうことで出血を減らせます。手術の体位は側臥位(横向き)でおこないます。執刀医,助手 2 名,麻酔専門医,手術の器械を出す看護師 1 名,外回り看護師 1 名,さらにレントゲン透視を担当する医師または放射線技師が必要です。手術は止血や剝離などの手術操作を確実かつ丁寧におこないます。

　まず皮膚切開をおこないます。大転子上を通る約 20 cm のビキニカットとします(図 2-25)。次いで筋膜を Y 字型に大転子を中心として切開します。短外旋筋群(主に梨状筋)を切離します。前方および後方から中小殿筋をはがします(図 2-26)。大転子の骨切りをおこない,大転子

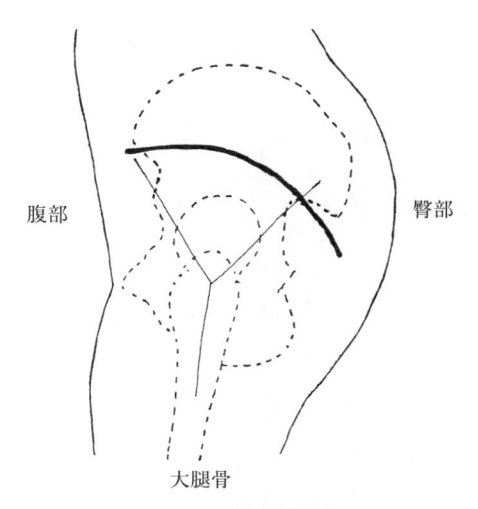

図 2-25 偏心性寛骨臼回転骨切り術 1
皮膚切開(ビキニカット)とY字筋膜切開

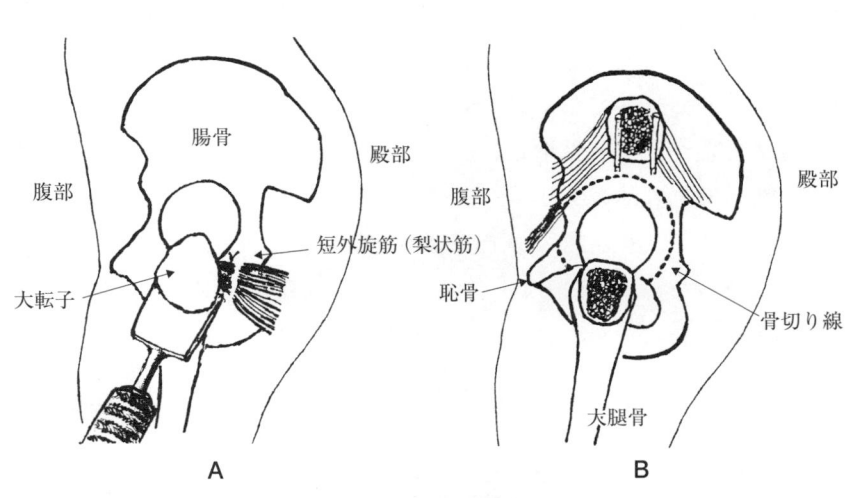

図 2-26 偏心性寛骨臼回転骨切り術 2
A:大転子切離と短外旋筋群切離
B:大転子翻転して臼蓋剥離する。骨切り線(点線)

7 偏心性寛骨臼回転骨切り術

を中小殿筋とともに近位部（頭の方向へ）にはがします。前方から骨盤内の腸骨筋をはがします。

　一番困難なのは恥骨の骨切りです。恥骨の骨切り部をはがします。細長い筋鉤で腸腰筋腱を前に引きます。腸腰筋腱が通過する腸恥隆起に触れることが可能です。

　骨切り部をレントゲン透視によって確認します。手術前の作図に合わせて，骨切りの位置と方向を決定します。半径45mm弯曲ノミで骨切り方向を決定します。骨切り用の金属ガイド（メイラ株式会社）や三次元ノミを使用して正確に球状に切ります（図2-27）。球形に骨切りができると骨片の固定の安定性がよく骨癒合が早期にえられます。骨切り部に隙間ができません。

　骨切りは半径45mm弯曲ノミで方向を少しずつ傾けて開始します。前方の骨切りが終了したら後方の骨切りをおこないます。恥骨部骨切りは幅広の弯曲ノミで骨切りします。下肢を牽引すると骨片は移動します。側方に骨片を回転してキルシュナー鋼線で固定します。レントゲン透視で骨頭の被覆が予定どおりであることを確認します。臼蓋骨片を生体内吸収性のポリL乳酸スクリュー3本で固定します。大転子を金属ネジ2本で固定します（図2-28）。大転子が小さい場合はワイヤー固定します。血腫がたまらないようにドレーンを入れ，創を縫合して手術を終えます。皮膚の下縫いをしっかりおこない皮膚表面は縫合しません。したがって抜糸は不要になります。手術の良好例を図2-29に示します。

3) 杉岡式外反骨切り術を併用する場合

　骨頭変形がある場合は，偏心性寛骨臼回転骨切り術をおこなう前に外反骨切り術（骨頭を外側に向ける手術）を併用します（図2-30）。大転子骨切り後に小転子を剝離して，小転子を頂点とした25度の楔状の骨切り予定線を作成します。この予定線を骨切りします。大骨ネジまたは

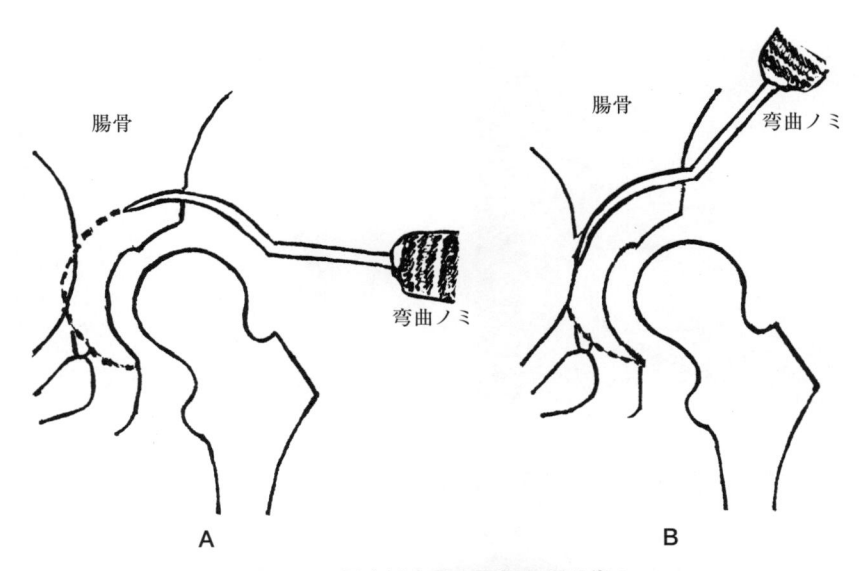

図 2-27 偏心性寛骨臼回転骨切り術 3
A：腸骨の骨切り，B：腸骨の骨切り（内板を切り取る）

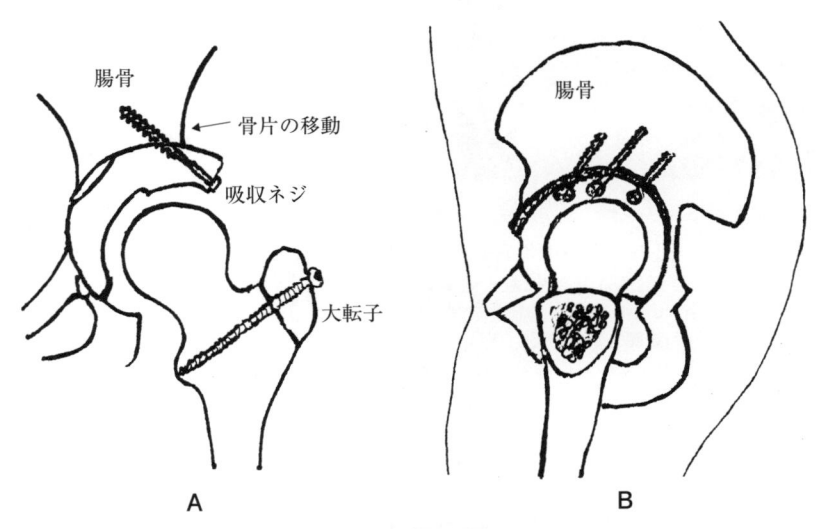

図 2-28 偏心性寛骨臼回転骨切り術 4
A：骨片の移動と固定（正面），B：骨片の移動と固定（側面）

7 偏心性寛骨臼回転骨切り術

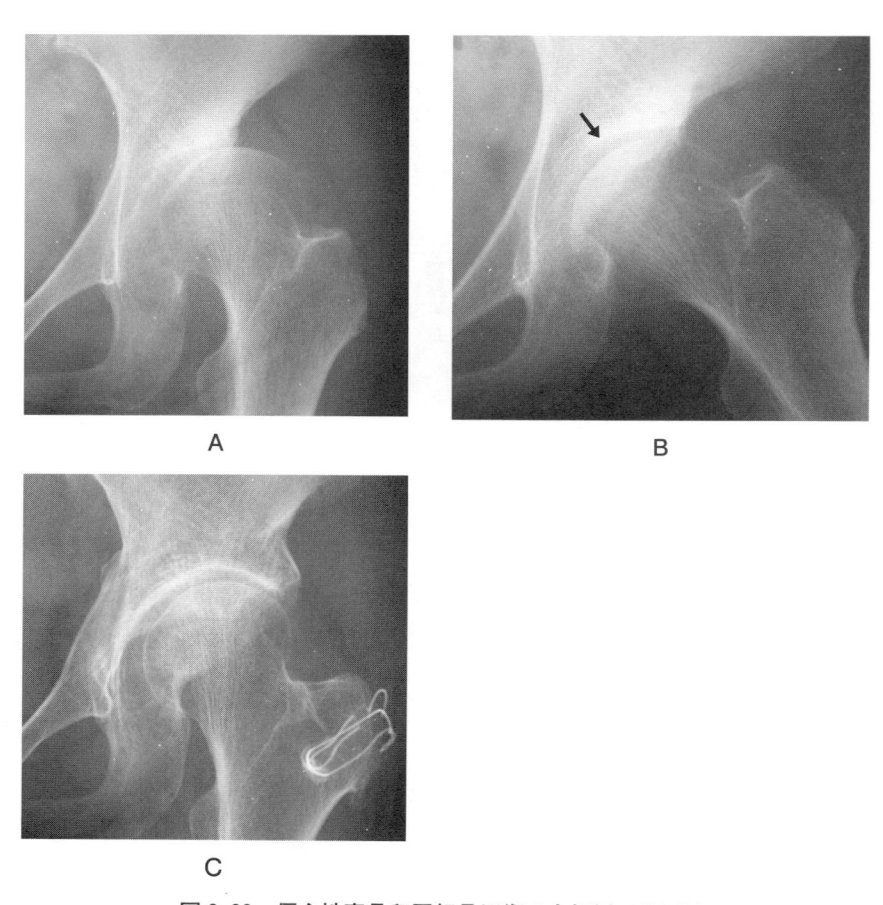

図 2-29 偏心性寛骨臼回転骨切術の良好例（進行期）
44歳，女性。左変形性股関節症。左正面レントゲン像
A：手術前：歩行で必ず痛い。関節裂隙は 3.2mm
B：最大外転位で関節が拡大する（矢印）
C：手術後 15 年（69 歳）で関節裂隙は 4.2mm と良好。全く痛みなし

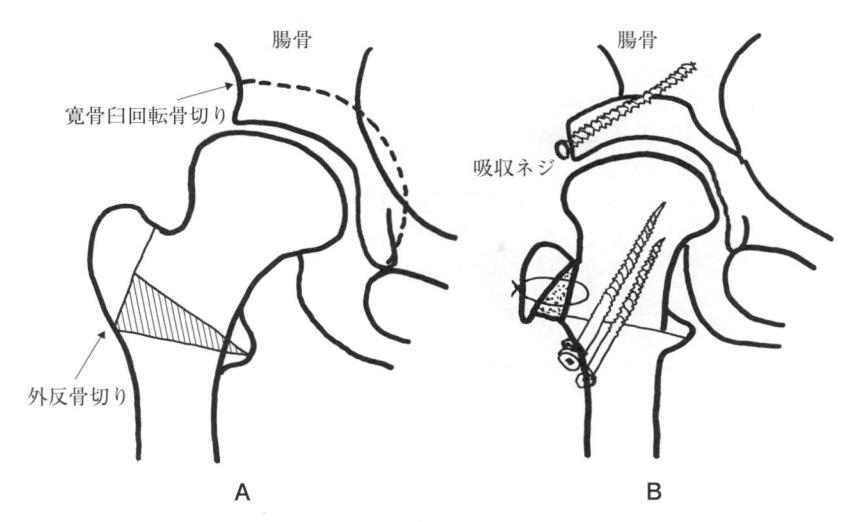

図 2-30　外反骨切り術を併用した寛骨臼回転骨切り術
A：手術計画（点線），B：骨切り完成と固定

プレート・スクリューで固定します。これ以後は偏心性寛骨臼回転骨切り術と同じです。外反骨切り術を併用すると手術時間は約30分延長し，約2時間から2時間30分になります。

4) 術後管理

　患者さんの状態を管理するために手術直後は心電図，酸素飽和度モニター，点滴，硬膜外チューブ，ドレーン，尿道カテーテル，血圧計，血栓予防のフットポンプがついています（表2-4）。さらに術後血栓症予防のために患者さんに，足関節を自分で屈伸する運動をおこなうように指導しています。血栓症予防のためのストッキングをはきます。下腿を自動圧迫するフットポンプも使用します。肺塞栓のリスクがある場合は血栓予防薬を注射または内服します。

　手術後翌日の午前中には，起立し，可能なら歩行をしています。約

表 2-4　手術直後に装着する医療器具

① 心電図モニター*
② 酸素飽和モニター*
③ 点滴
④ 硬膜外チューブ*（使用しないこともある）
⑤ 創部からのドレーン*
⑥ 尿道カテーテル
⑦ 血圧計*
⑧ 血栓予防フットポンプ

＊24 時間使用

　50％の患者さんは，歩行器で 10kg 荷重し，10 歩の歩行が可能です。理学療法士によるリハビリ（膝の曲げ伸ばし，平行棒での歩行）も開始されます。
　尿道カテーテルとフットポンプ以外は手術後 48 時間で抜去します。創の処置は，出血や汚れがないかぎりしません。術後 10 日で創の処置をします。手術後 10 日でシャワーや入浴が許可となります。

5）術後リハビリテーション

　生理的な軟骨で骨頭を被覆する手術ですから，骨癒合するまでの早期（手術後 1 か月間）にすべての体重をかけること（全荷重）はすすめられません。関節軟骨が少ない進行期では，さらに慎重な荷重が必要です。
　手術後 24 時間以内に歩行器を用いて 10kg の体重をかけて歩行を開始します（表 2-5）。ベッドでは手術した側の膝をゆっくり曲げ伸ばしします。さらに足首を動かします。これらの運動も，血栓予防のために有用です。3 日過ぎると痛み，発熱，吐き気が改善し元気になります。3 日後に車イス移動が許可されます。1 週間で松葉杖歩行を開始します。
　3 週後に 20kg の荷重で歩行とします。退院の目安は手術後 3 週間か

表 2-5　偏心性寛骨臼回転骨切り術後のリハビリテーション

1	術直後：患肢を挙上。ベッドの挙上 60 度まで許可
2	術後 1 日：ベッドサイドと歩行器内で起立・歩行する（10 kg の荷重）
3	術後 3 日：端座位・車イスで移動を開始，歩行器歩行を開始する
4	術後 21 日：20 kg の部分荷重を開始する（松葉杖使用），退院の許可
5	術後 42 日：30 kg の部分荷重を開始する（松葉杖使用）
6	術後 56 日：全荷重を許可する（松葉杖使用は術後 3 か月間）

ら 5 週間です。最短 14 日での退院を許可しています。術後 2 か月目から松葉杖を用いた全荷重で歩行を許可します。患者さんは，手術後平均 10 日で，松葉杖を使用して 10 kg の部分荷重で 80 m 以上歩けるようになります。

8　その他の骨切り術

　第 1 章 Q4 で紹介しましたように股関節の骨切り術には骨盤側は，寛骨臼回転骨切り術（寛骨臼移動術，偏心性寛骨臼回転骨切り術），キアリー骨切り術，臼蓋形成術（ランス・神中法），ガンツ骨切り術，ソルター骨盤骨切り術などがあります。
　大腿骨側の骨切には，内反骨切り術（楔形），弯曲内反骨切り術，外反骨切り術，ボンベリ骨切り術，骨頭回転骨切り術などがあります。
　骨切りをおこなう場合は，将来的に可能性がある「人工股関節の障害にならない骨切り」が必要です。したがって大腿骨を再度骨切りすることが必要となる過度な大腿骨切り術（ボンベリ骨切り術）はすすめられません。この点から変形が少なく人工股関節全置換術に支障が少ない弯曲内反骨切り術や杉岡式外反骨切り術は優れた手術方法です。しかし，これらの手術でも困難なことがあります。

1) 寛骨臼移動術

　日本で初めて寛骨をくりぬいて移動する方法として，九州大学西尾篤人教授によって開発されました。臼蓋側の手術として寛骨臼移動術は，偏心性寛骨臼回転骨切術とほぼ同様の手術です（図 2-31）。骨盤の内壁をくりぬかず，骨頭の遠位化を意図的にしない点が異なります。大転子骨切りをおこなうので骨切り部位の確認が可能です。したがってより安全で正確な骨切りが可能です。脚の長さをそろえるように骨切りすると偏心性寛骨臼回転骨切り術と同じ手術となります。

　入院期間や手術後のリハビリは偏心性寛骨臼回転骨切り術と変わらず早期の荷重が可能です。手術後の長期成績は，寛骨臼回転骨切り術，偏心性寛骨臼回転骨切り術と差はありません。

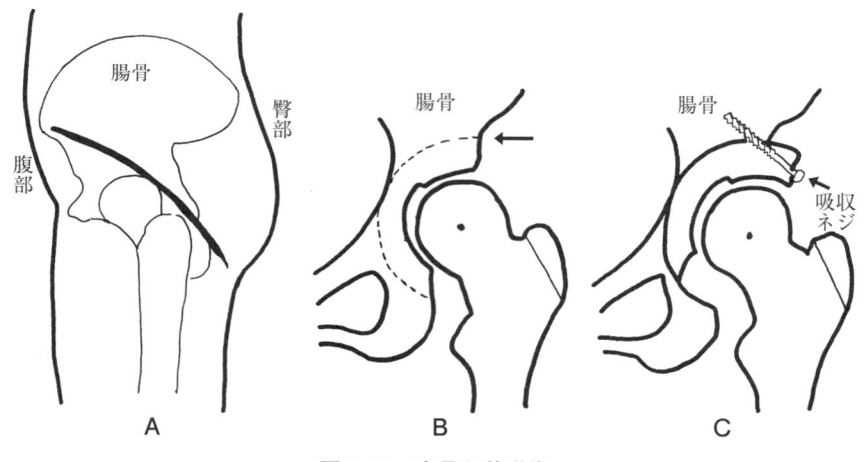

図 2-31　寛骨臼移動術
A：皮膚切開線（太線）
B：寛骨骨切り線（点線）。内板に接するような骨切り線
C：骨切りと骨片の回転骨頭の遠位化を目指さない

2) 寛骨臼回転骨切り術

　日本で最も多くおこなわれている優れた骨切り術です。手術時間は2時間，術中出血は600gです。田川宏教授によって開発され二ノ宮節夫教授によって発展しました。寛骨臼回転骨切り術は，骨盤の内壁をくりぬかずに寛骨を骨切りした後に，臼蓋骨片の内側を削って，内方化を得る優れた手術です。前方からと後方から侵入して手術することで骨切り部を確認します（図2-32）。臼蓋骨片に骨移植することで骨頭を遠位化します。

　利点は大転子を骨切りしないので，大転子の骨接合も骨癒合の遅れの心配がありません。欠点は大転子に付着する中小殿筋のために骨切り部がよくみえないことです。中殿筋の剝離が大きいと中殿筋の筋力回復に時間がかかります。最近は，著者らの偏心性寛骨臼回転骨切り術と同様に骨盤をくりぬくように骨切りして，移植骨を少なくする工夫がなされ

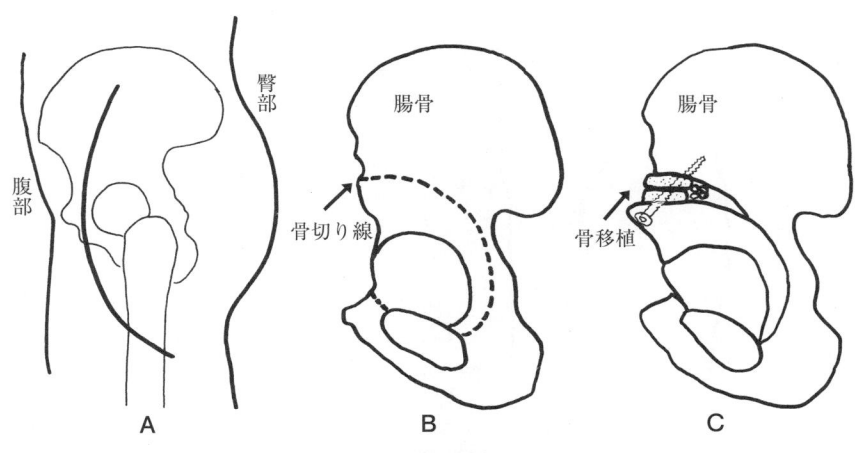

図2-32　寛骨臼回転骨切り術

A：皮膚切開線
B：寛骨骨切り線（点線）
C：骨切り，骨片の回転と自家骨移植（矢印）骨切りが困難で骨移植が必要

ています。骨移植を腸骨からおこなうことを避けて，人工骨を移植している病院もあります。

手術後のリハビリが長くなります。手術後2～4週間荷重をかけられません。寛骨臼移動術，偏心性寛骨臼回転骨切り術と長期成績に差はありません。

3) 球状関節骨切り術

股関節前方の腸骨内面から骨切りをおこないます。球状関節骨切り術（CPO）（福岡大学内藤正俊教授）は骨盤内面から骨切りする方法です。ガンツによる骨切り術を球状にしたものです（図2-33）。骨頭の位置を内方化かつ遠位化するように術中の確認が必要です。術前の骨切りの計画は困難です。

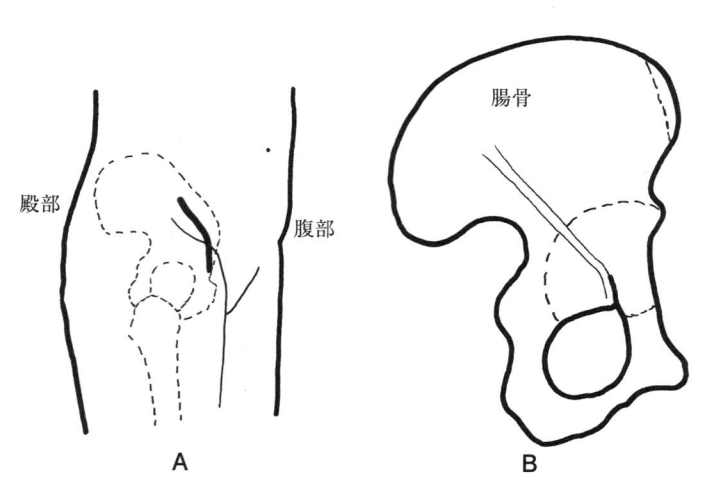

図2-33　CPO 骨切り術
A：皮膚切開（太線），B：骨切り線（点線）

図 2-34 キアリー骨切り術
A：骨切り線（点線），B：キアリー骨切り術

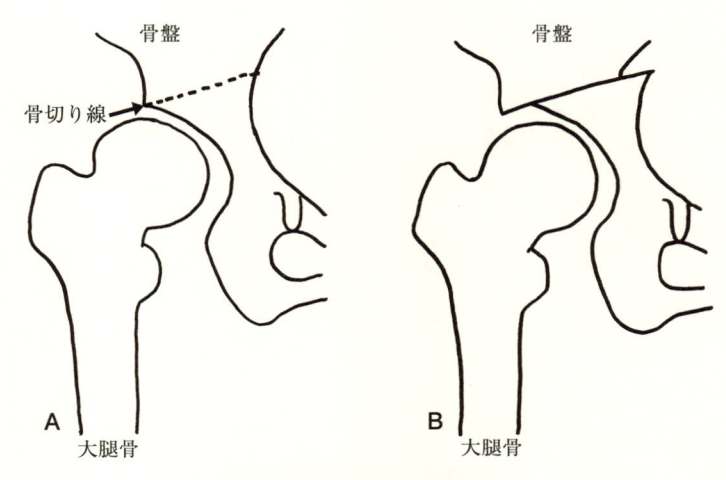

4) キアリー骨切り術

進行期，末期股関節症に対しても骨頭の内方化がえられる優れた方法です（図 2-34）。末期関節症でも劇的に関節裂隙が拡大することがあります。前および初期関節症に対しては軟骨で骨頭を被覆できる寛骨臼回転骨切り術や偏心性寛骨臼回転骨切り術の選択がすすめられます。進行期や末期股関節症で劇的な改善がみられることがあります。しかし改善しない症例もあるので，末期股関節症に対しては手術症例が減少しています。大転子をゆるく接合することで関節症の改善がみられることがあります。

5) 棚形成術

骨盤からの骨を臼蓋縁に移植して荷重域を増加させる方法です。臼蓋形成不全が軽度の場合は有用です（図 2-35）。棚形成の方向・位置など，厳密な手術操作が長期成績に影響します。

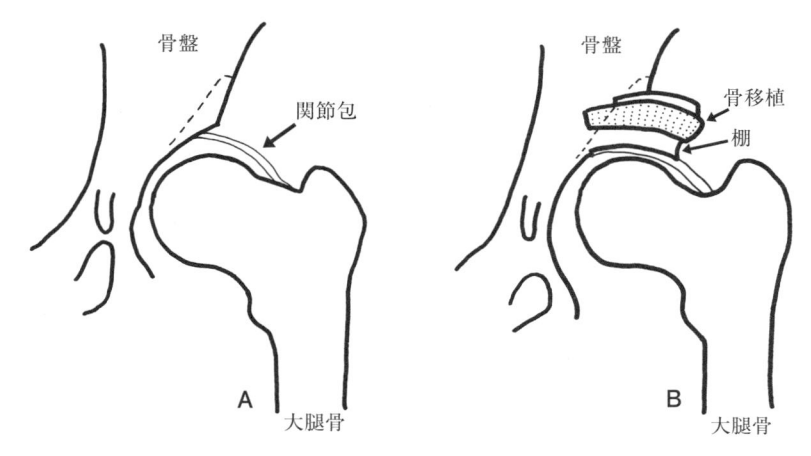

図 2-35　棚形成術
A：棚作成（点線），B：棚へ骨移植

6) 大腿骨転子間内反骨切り術（楔形），大腿骨転子間弯曲内反骨切り術

　大腿骨の転子間を楔形に骨切りして，大腿骨を内反する（内に向ける）方法です。楔形の内反骨切り術は手術が容易です。しかし20度の内反骨切り術で約2cm脚が短縮します（図2-36）。弯曲内反骨切り術は，転子間を弯曲に骨切りする方法です。骨切りに特別なガイドが必要ですが，30度の内反で脚短縮は約1cmとなります（図2-37）。臼蓋形成不全がある股関節では臼蓋の手術を適応とすることが多いので，この手術を用いていません。第4章で述べる大腿骨頭壊死症で用いられています。

7) 大腿骨転子間外反骨切り術，ボンベリ骨切り術，外反伸展骨切り術

　大腿骨の転子間を楔形に骨切りして，骨頭を外反する（外に向ける）方法です。手術は容易です。ボンベリ骨切り術は転子間を外反伸展に骨切りする方法です。外反伸展骨切り術は転子間を外反屈曲に骨切りする方法です。大腿骨の変形が大きくなる外反骨切り術は人工股関節全置換術の妨げになるので，推奨されません。

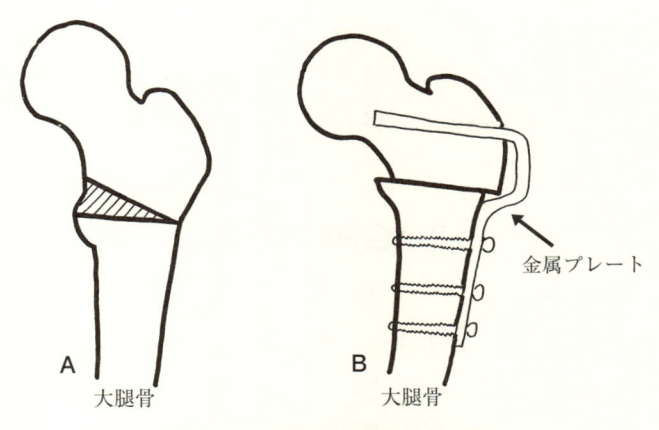

図 2-36　大腿骨転子間内反骨切り術
A：骨切り線（斜線部）
B：内反骨切り術と金属プレート固定
図 2-37 と比べて脚が短縮する欠点がある

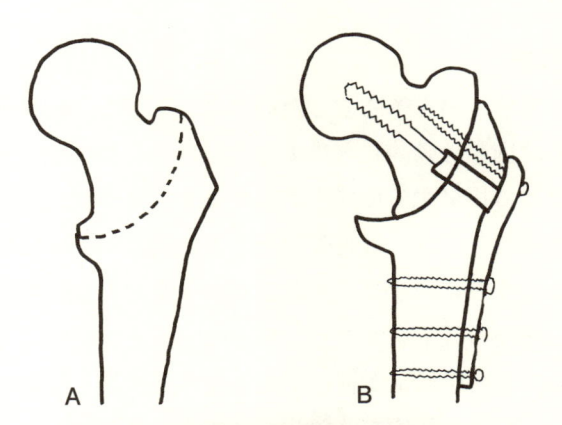

図 2-37　大腿骨転子間弯曲内反骨切り術
A：骨切り線（点線），B：骨切り術後の内反と金属プレート固定

8) 杉岡式外反骨切り術

大腿骨転子部での骨切りで，大腿骨の変形が少ないので人工股関節置

8　その他の骨切り術

換術の妨げにならない方法です（前掲図2-30）。著者は単独での外反骨切りは年間数例です。著者は，骨頭変形をともなう臼蓋の形成不全では偏心性寛骨臼回転骨切り術と合併しておこないます。

9　合併症の予防

　100％安全な手術はありません。患者さんは，以下の4つの大きな合併症を必ず理解しておきましょう。多くの患者さんは，手術で完璧な結果だけを期待しています。しかし合併症がない手術はありません。手術の方法・効果だけでなく，合併症によって重篤な後遺症がおこることも理解してください。

1）大血管損傷
　外科医は，血管損傷を予防するためには，丁寧な手術操作をおこないます。しかし，内腸骨動静脈と外腸骨動静脈が骨盤内壁に近接している部位はネジなどで損傷する可能性があります。また股関節の前方（臼蓋前下方と恥骨骨切り）は，外腸骨動脈や大腿動脈が近くにあり，損傷の可能性があるのでとくに注意しておこないます。大血管損傷がおこると大量に出血し血圧の低下をおこし，早急にショック状態になります。十分な輸液をしても血圧低下が継続する場合は，持続している出血がある可能性が高いので出血部位を確認して対処する必要があります。

2）静脈血栓・肺塞栓
　肺動脈に下肢の血栓（けっせん）（＝血の塊）がつまるのが肺塞栓（はいそくせん）です。大きな血栓がつまると肺にいく血流が遮断されるので，呼吸困難や循環障害を生じます。患者さんは胸の痛み，動悸，ショ

ック，冷や汗などの症状をおこします。症状がある肺塞栓の発生頻度は0.1％程度と推定されています。静脈血栓症の既往（産後や術後の下肢の腫脹の有無）がある場合は肺塞栓をおこす危険があります。

　手術後にベッド上で動かないでいると下腿の静脈（ヒラメ静脈など）から生じた血栓が成長して大きな下肢の静脈血栓になります。この血栓が肺へつまると肺血栓（肺塞栓）になります。できるだけ早期に離床する必要があります。2002年に2例の肺塞栓（60歳で人工股関節後，46歳で骨切り後）を経験しました。

　これ以前は，患者さんは1週間ベッドで安静にするスケジュールでした。しかしこの経験から血栓・塞栓症予防のために患者さんに遅くとも術後24時間以内に起立して歩行してもらうことにしました。骨切り患者さんに薬で血栓症の予防をおこなうことは，出血を増加させる危険性が高くなります。ただし血栓症の既往がある患者さんの血栓予防のために，血栓塞栓予防薬（商品名アリクストラ®やクレキサン®）などを使用します。薬物を使用しないときも，出血のリスクのためであることを理解しておく必要があります。血栓・塞栓症の予防方法について，患者さんは外科医と十分話し合うことが重要です。24時間以内に車イスにのることだけでは血栓・塞栓予防にはなりません。著者の指導はスパルタではありません。患者さんが，「肺塞栓症にならないように24時間以内に歩行する」ことを指導しているのです。

3）神経損傷

　坐骨神経と大腿神経損傷，まれに閉鎖神経の可能性があります。発生頻度は0.5％程度です。股関節後方の操作は，坐骨神経を損傷する可能性があるので注意します。前方に筋肉を引っぱる器具の筋鉤（きんこう）を無理にかけると大腿神経麻痺になる可能性があります。いずれも注意深い愛護的な手術操作で回避することが可能です。骨切り術では下肢延

長は最大1cmです。3cm以下の延長では神経麻痺の頻度は高くありません。神経麻痺になると回復するには数か月かかります。知覚や運動障害が残ることがあります。

骨盤前方の外側大腿皮神経は損傷しやすく，しびれや知覚異常が残ることもあります。手術後におこる腓骨神経麻痺（ひこつしんけいまひ）は膝の外側の腓骨小頭部で圧迫されることによって生じることがあります。

4）感染症

感染症は外科医が最も予防に注意している合併症です。手術時間が長いと感染の危険も増加します。予防のために手術室への出入りも最小にします。また抗生剤を乱用しないことはMRSA（［エム・アール・エス・エー］，メチシリン耐性黄色ブドウ球菌）などの多剤耐性菌を作らないことにつながります。したがって予防的抗生剤の点滴静注での使用は長くても48時間以内とします。

患者さんは誰でも免疫機能が手術により低下するので，細菌感染の可能性があります。主な細菌の感染経路は皮膚切開創からおこります。細菌が手術部に入らないように十分な消毒（イソジン®やヒビテンアルコール®）と皮膚にドレープという薄い被膜を貼ります。感染の原因となるのは皮膚に常在する細菌です。とくに表皮ブドウ球菌が股関節手術で最も感染頻度が高い菌です。感染が明らかになるには強毒性の細菌である場合と免疫機能が低下した場合，および両方がある場合です。逆に弱毒性の細菌の場合は，通常の免疫機能では感染が明らかにならない場合はあります。免疫機能が低下していれば，弱毒菌でも感染します。

長期入院者や施設入所している患者さんの鼻腔や口腔内には，MRSA（メチシリン耐性黄色ブドウ球菌），多剤耐性表皮ブドウ球菌（MSSE），バンコマイシン耐性腸球菌（VRE）がみられます。これらの患者さんの細菌はメチシリンやバンコマイシンなどの抗生剤が全く効きません。

十分な対策を取らないとその患者さんから他の患者さんへの院内感染する可能性があります。

　感染予防のために入院患者さんには，手術前に鼻腔にバクトロフェンの塗布，イソジン®でうがいをお願いしています。病院内に院内感染対策チームによる予防と治療のシステムがあることで院内感染を予防できます。手術部位の体毛が濃い場合は，脱毛剤使用または手術直前に毛をそる必要があります。前日に毛をそることは，皮膚に傷を作り感染の確率が高くなるので禁忌です。

10　治療の費用と公的補助

　医療費を節約する方法があります。骨切り術は，手術料・麻酔料と入院管理料を含めて入院期間が手術後4週間だと約185万円になります（前掲表1-6）。患者さんの自己負担は3割ですので，骨切り術では約60万円となります。入院期間が長いとそれだけ治療費が多くなります。また月をまたいで治療すると余分に医療費がかかります。

　所得に応じて高額医療が還付される方法があります。通常は立て替え払いしなければなりませんが，手続きをすれば，立て替え払いしなくてよい制度があります。具体的な手続きは市町村の福祉課にお問い合わせください。医療機関が申請の手続きを代行することはありません。

　著しい股関節の障害がある場合は，身体障害者手帳を申請することができます。身体障害者の手帳は6級以上で交付されます。著しい股関節の障害は身体障害5級に相当します。片側の股関節の全廃は4級となります。身体障害者手帳があると，自立支援法の適応（更生医療）を受けることができます。ただし，手術の前に手続きをすませておかないと医療費の控除は受けられません。患者さんの家族の年収によって控除額が

決定されています。自立支援法による医療控除を受けると自己負担は，1か月間で10万円以下になります。

現在の医療制度では，手術を月末におこなうと，医療費の負担額が増加します。身体障害者手帳があると自動車税の減税，高速道路通行料，JR運賃，美術館などの入場料が割引される利点があります。ただし治療で症状が軽快した場合は身体障害者手帳を返還する必要があります。

11 リハビリテーション

他の施設へ入院してリハビリをする必要はありません。しかし早期から積極的にリハビリを始める必要があります。

手術3か月前から可動域訓練や外転筋を強化するリハビリを始めます。手術後のリハビリもできるだけ早くおこないます。骨切り術は，骨の癒合がえられるまでの2か月間は全体重をかけることができません。

手術直後から足首を動かします。手術した側の膝をゆっくり曲げ伸ばしします（1日100回）。これらの運動は血栓予防のためにも有用です。手術後24時間で歩行器を用いて体重をかけて歩行を開始します。手術後3日過ぎると痛み，発熱，吐き気が改善し元気になります。3日後に車イス移動が許可されます。術直後から理学療法士の指導によるリハビリを開始します。手術後3日から10kgの部分荷重で松葉杖歩行を開始します。手術後10日からハバードタンクという大きな風呂のようなタンクで股関節の可動域訓練をします。（前掲図2-21）

手術後3週間後（手術後21日）に20kgの部分荷重を開始し，退院が許可されます。以前のように数か月も入院することありません。最短2週間での退院を許可しています。患者さんは，手術後2週間後に10kgの体重をかけて松葉杖歩行で100m以上歩けるようになります。術

後3か月は杖が必要です。

12　クリニカルパス──入院治療のながれ

　入院期間などは入院する前に患者さんに説明されます。できるだけ入院前に退院日を決めておくことをおすすめします。
　良い医療を効率的に提供することを目的としてクリニカルパス（入院治療のながれ）がつくられています。クリニカルパスは，医師と看護師だけでなく，薬剤師，理学療法士，放射線技士，栄養管理士，事務などが参加し，協力して作成されています。2000年ころからほとんどの病院で実施されています。手術前と手術後の治療計画が示されています。なるべく手術後に満足していただくように最大限努力しています。パスは目安ですから，パスから遅れることも早まることもあります。
　治療を標準的にすすめるために治療の日程，目標，検査，注射，与薬，処置，説明・指導，食事，排泄，清潔，リハビリ，観察，コンサルト，バリアンスなどからなっています。最初から退院予定日が設定されています。バリアンスとは治療計画からの「はずれ」のことです。
　手術直後からベッドは60度まであげることが許可されます。翌日からベッドサイドで歩行器内起立と10kgの荷重で歩行を開始します。術後48時間で点滴と尿ドレーンをのぞいて器材が除去されます。ベッドサイドに座ることが許可されます。車イスでの移動も開始します。歩行器による歩行も開始します。術後3週間後（21日後）から松葉杖を用いて，20kg部分荷重を開始します。術後42日には30kg部分荷重となります。退院は，手術後3週間経過すれば許可されます。
　退院後は家族の協力が必須です。骨切り術の手術後2か月間は家事に支障があります。入院前に家事の分担などを家族で話し合っておいてく

ださい。

13　手術前に準備すること

　骨切りの手術前にはたくさんの準備があります。更生医療など自分で書類申請する場合もあります。
　入院に必要な物品（第1章 Q6 参照）については別に記載しました。

　手術までの手順を表 2-6 に示します。まず手術の予定日を決めます。手術を予定したら貧血や肝臓機能などの一般的な血液検査をします。次いで血液型，感染症（梅毒，B 型肝炎，C 型肝炎，HIV，HTLVI），凝

表 2-6　入院前に準備すること

① 手術予定日を確認する（入院日および 3 〜 4 週間後の退院予定日も確認）
② 手術前の検査をおこなう（一般血液検査，感染症，凝固機能，胸部レントゲン，心電図，MRI，CT など）
③ 合併症の評価をする（主治医からの評価，内服薬中止または増量）
　とくにワーファリン®，アスピリン®などの抗凝固薬は中止していないと手術が延期になります
④ 麻酔科依頼（重篤な合併症がある場合は早めに依頼）
⑤ 自己血採血の計画（2 回採血では手術 3 週前，手術 1 週前）
⑥ 身体障害者手帳の交付，自立支援法（更生医療）の申請
⑦ 入院予約と説明（個室の申込など）
⑧ 手術前のリハビリ実施（可動域，筋力の評価と指導），理学療法士による評価と運動指導を行います
⑨ 手術の説明と同意（手術の効果と合併症）
⑩ 手術前に手術部位の皮膚切開線の印をつける（切開予定線を油性インクで書く）
⑪ 手術前，手術後の飲食の禁止

固機能，心電図，胸部レントゲンの検査をします。手術予定日に合わせて手術の検査，入院日，自己血採血の日程を決めます。

　治療歴や治療中の合併症がある場合は，病気のコントロールの状況を評価します。主治医に治療経過と治療状況，手術時に注意する点について紹介状を書いてもらってください。内服薬は継続してよい薬と中止しなければならない薬があります。とくに抗凝固剤（ワーファリン®）や抗血小板薬（商品名パナルジン®，バイアスピリン®）など手術前に中止しないと手術ができません。合併症があり麻酔に問題がある場合は，早めに麻酔科へ依頼します。合併症がなければ手術前に麻酔医による説明と同意（麻酔の方法）を受けます。

　入院日が確定したら，入院予約をおこないます。それに合わせて退院の予定が決まります。入院に必要な書類や用具を用意します。手術予定日に合わせて手術の検査，入院日，自己血採血の日程を決めます。800gの自己血採血する場合は，400gを2回（手術前3週と1週）採血します。自己血貯血期間は造血剤の鉄剤を服用します。血液を貯めることによる貧血の改善のために，エリスロポエチンという薬を注射することがあります。著者は15年以上前から出血量を減らすことで貧血がなくなり，エリスロポエチンを使用していません。

　手術前にもリハビリが必要です（前掲図 2-19）。可動域訓練，中殿筋や腸腰筋などの筋力強化，松葉杖の訓練，車イスを使用する訓練を必ずしてください。

　手術の説明と同意は外来または入院してからおこなわれます。手術内容を十分に理解して手術を受けてください。まず，手術による効果の説明を受けてください。「もし手術をしない場合は，どうなるか？」も説明を受けてください。手術による合併症の説明も十分に理解してください。親族や知人などと説明が聞きたい場合は，手術計画の中で説明を受ける日を決めてください。

それでも納得できない場合は，手術を延期するのがよいでしょう。または他の医療機関でセカンドオピニオンを受けるように申し出てください。

入院期間は，偏心性寛骨臼回転骨切り術で2〜5週間です。松葉杖が使えて，自宅でリハビリが可能なら手術後3週でも退院は可能です。手術後の計画は，入院前に決めておいてください。リハビリだけの入院施設はありますが，基本的には自宅への退院が可能です。

14　安全な麻酔

麻酔を始める前にはタイムアウトという，執刀医による手術部位，手術方法，手術時間，出血量の紹介と麻酔科の医師による麻酔情報の提供，看護師，助手の自己紹介があります。モニターは心電図，動脈圧，呼吸，体温がなされます。

麻酔は麻酔科の専門医によっておこなわれます。最近は，安全な麻酔が可能になりました。股関節の手術でおこなわれる麻酔の種類は，腰椎麻酔，硬膜外麻酔，全身麻酔があります。硬膜外麻酔と全身麻酔を併用しておこなわれることもあります。末梢神経ブロックまたは腰神経ブロックと全身麻酔を併用することもあります。いずれにしても安全で合併症が少ない麻酔方法が選択されます。以前は，筋弛緩剤が用いられましたが，重篤な合併症の悪性高熱症を避けるため使用が少なくなりました。

麻酔の手順は，まず末梢血管に点滴を入れます。点滴から麻酔導入薬を注射します。気管内挿管（気管内に管を入れる）をおこないます。吸入麻酔薬を使用する場合は酸素，笑気ガスを併用します。

気管内挿管をおこない気道を確保する全身麻酔は循環機能，呼吸機能をより安全に保つことができます。吸入麻酔薬は止めれば覚醒します。

腰椎麻酔は腰椎の椎間を穿刺して硬膜内に麻酔薬（商品名ペルカミンS®またはマーカイン®）を注射して脊髄神経を麻酔します。硬膜外麻酔は腰椎を穿刺して，硬膜外腔にキシロカイン®を注射します。合成麻薬を混ぜて使用することもあります。末梢神経麻酔は腰部神経叢にキシロカイン®を注射します。さらに坐骨神経をブロックすると股関節の手術が可能となります。

　手術後の疼痛をとるために硬膜外麻酔が併用されます。麻薬のモルヒネを使用すると，痛みは完全になくなりますが副作用の吐き気が3分の1以上にみられます。合成麻薬（商品名レペタン®など）では吐き気が少なくなります。吐き気がないので手術直後の歩行には有用です。手術後に痛みがなく，吐き気がない麻酔を使えば早期歩行が可能となり，肺塞栓予防にも有用です。

15　自己血輸血のすすめ

　自分の血液を「自己血」といいます。献血によって日本赤十字社から供給される他人の血液を「同種血」といいます。著者は1986年から自己血輸血を開始しました。骨切り術の手術は，出血量が1000g以下ですから自己血輸血の適応があります。他人の血液を輸血する同種血の輸血を避けることは，輸血にともなう2つの合併症（感染と免疫の異常）を防ぐことができます。予定された手術では，自己血を手術前に貯蔵しておくことで，同種血輸血による合併症を防ぐことができます。自己血輸血には，液状で保存する方法と冷凍保存する方法があります（前掲**表1-10**）。また出血した血液を回収洗浄して使用する「回収血輸血」の方法があります。

　赤血球だけの成分輸血をおこなうことも可能です。赤血球の産生には

鉄剤（商品名フェログラ®など）が必須です。予定手術では，手術前に貧血を検査して，貧血があれば改善しておくことが重要です。高度な貧血がある場合は，内科疾患の検査が必要です。

　術中回収血輸血は，手術中の出血が多い場合に回収して使用できる利点があり，手術前に血液を貯蔵する必要がありません。セルセーバーという回収血装置と回収用のバックが必要です。ただし，欠点は落下細菌などの汚染の可能性があることです。

16　手術後に外来でおこなうこと

　手術後は定期検診が必要です。骨切り術は筋力回復に時間がかかります。骨切り部位が癒合するには手術後1か月以上はかかります。自動車の運転は，手術後2か月経過したら可能です。

　外来での検診は，退院後1か月，手術後6か月，手術後1年に骨切り術後の筋力の回復や疼痛の改善，骨癒合の状態を検査します。手術後も股関節周囲の筋力訓練を続けましょう（前掲図 2-19）。とくに股関節を外転する中殿筋の筋力の回復は，努力が必要です。毎日横になって，下肢を上げる運動しましょう。また仰向けで脚を挙げる SLR（エス・エル・アール）運動や中殿筋を回復させる外転運動も継続して毎日 30 分はおこなってください。中殿筋の筋力が回復すれば手術後 4 か月後には杖が要らなくなります。

　大転子部に使用した金属ネジは 1 年以降に腰からの麻酔（腰椎麻酔）をして抜去します。皮膚切開は 3cm 程度で，数日で退院が可能となります。大転子部の金属ネジを抜くと，股関節外側の痛みがなくなります。

17 定期検診を受けよう

　骨切り術の場合も継続的な定期的な検診が必要です。骨切りでは，放置した人工股関節のような悲惨な状態となることはありません。骨切り後の最悪の事態は，なっても末期股関節症です。定期検診の利点は，定期的に関節の状態を患者さんが理解できることです。関節軟骨の厚さを計測することができます。著者は，現在3mm軟骨の幅があると術後30年間は関節を良好な状態で使うことができると考えています。

　手術をした場合は，定期的に外来受診してレントゲン撮影をしなくてはなりません。診察は1年に1回で十分です。もしも痛みなどの異常があれば6か月ごとの受診が必要となります。

　転勤などで遠くへ転居した場合や主治医が退職したり，転勤したりしても定期的に受診をしましょう。転居する前に信頼できる次の主治医を紹介してもらいましょう。現在は容易に検査した情報すべてをCDにコピーできます。資料は手術前と手術直後のレントゲンのコピーおよび手術記録・治療経過をもらってください。

第3章

変形性股関節症
人工股関節全置換術をすすめられた人のために

1　手術をしなくても手遅れにならないですか？

　人工股関節全置換術で手術を希望する場合は，「手遅れになることはありません」。痛みや歩行障害を我慢できれば，「手術をしない選択」もあります。手術を先にのばしていても手遅れになることはありません。また車イスでないと歩けなくなることもありません。しかし手術をしないと日常生活に支障をきたすことがあります。「消極的な生活を受け入れて，薬を服用して動かなければ痛みが少なく，股関節の病気と上手に付き合っていくこと」も可能です。

　手術をしない選択の3つの欠点は，①痛みが完全には取れないこと，②歩行障害がさらに進行すること，③隣接する腰や膝の老化が加速されることです。腰や膝がさらに悪化して，腰の手術や人工膝関節置換術を先におこなうこともあります。

　人工股関節全置換術の最大の利点は「痛みが全くなくなること」です。全身状態が悪くなければ，90歳までは人工股関節全置換術の手術は可能です。ただし，手術による重篤な合併症のリスクは高齢になるにつれ

て増加します。人工股関節の耐用性は約20年ですから，70歳以上なら早めの手術をおすすめします。

2 人工関節がすすめられる人は？

　人工股関節全置換術は①末期股関節症であること，②60歳以上であることの2つの条件を満たせば適応があります（**表3-1**）。まだ関節軟骨が半分は残っている初期関節症や進行期関節症で50歳未満の患者さんは，骨切り術が適応であるかを再度確認してください（前掲**表2-2**）。50歳未満の骨切り術を希望しない患者さんは，保存療法をおこなって痛みが我慢できればもうしばらく待ってください。

　若くても障害が高度な関節リウマチや大腿骨頭壊死症では人工股関節全置換術が適応になります。以前は30歳未満の患者さんに人工股関節をおこなうことはありませんでしたが，現在は患者さんの生活の質（QOL）を考えて人工股関節をおこないます。

表3-1　人工股関節全置換術の適応

| ① 進行期・末期股関節症であること |
| ② 60歳以上であること |
| ＊50歳未満は骨切り術の適応を確認すること（**表2-2**） |

3 どの人工股関節が優れているか？

　人工股関節全置換術は壊れた股関節の臼蓋側をソケット，大腿骨側を

大腿骨頭とステムで取り換える方法です（図3-1）。人工股関節全置換術は全ての外科的治療法の中で最も優れた治療です。どの人工股関節が優れているかの答えは1つではありません。

　人工股関節は手術後に激痛が全く消失して，歩行が容易になります。本人だけでなく周りの家族も元気になれる手術です。まず手術をする医師を選びましょう。人工股関節手術をおこなう医師には一定の経験が必要です。受診した病院の症例数が多くても，執刀する主治医の経験が多いとは限りません。長期の良好な成績をえるためには，「人工股関節手術を自分で週1回以上（年50件以上）おこなっている医師」に執刀してもらうことをおすすめします。

　人工股関節の種類は，「セメントを用いない人工股関節＝セメントレス」と，「セメントを用いる人工股関節＝セメント」に分かれます（図

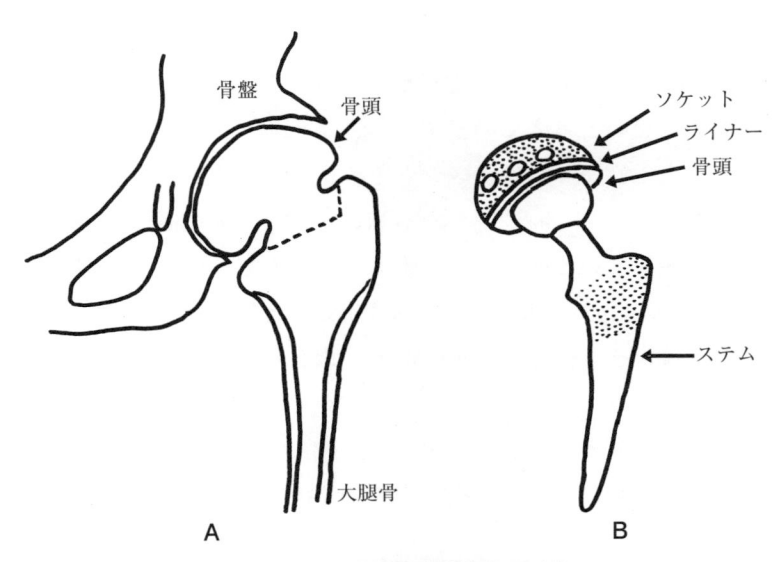

図3-1　人工股関節全置換術の手術
A：術前頸部（図の点線）で骨切りする
B：人工股関節をソケットを骨盤に固定する。ステムを大腿骨に挿入する

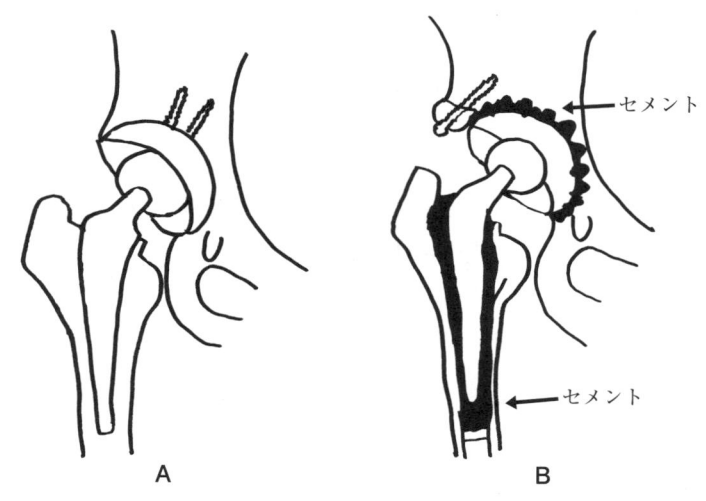

図 3-2　人工股関節全置換術の種類
A：セメントレス人工関節，B：セメント人工関節

3-2)。著者はセメント人工股関節とセメントを用いない人工股関節は長期成績に差はないと考えています。

　セメント人工股関節にはセメントをうまく圧入する技術を修得する必要があります。セメントを用いる医師は，セメントの技術に精通し，現在も技術を継続しているのは事実です。セメントで人工股関節ができる医師の平均的な技術力は，セメントレスをおこなう医師より高いと考えます。

　セメント技術を修得しない医師がセメント人工股関節をおこなうと，10年以内にゆるんでしまいます。セメントを使わない人工股関節は初心者には容易にみえますが，セメントと違ってほとんど修正が効きません。セメントを用いない人工股関節では骨折などの問題がおきたときは解決が困難となります。

　特殊な人工関節として「表面置換型人工股関節全置換術」があります（図 3-3)。骨頭を切除しないので手術手技が困難です。また早期に骨折

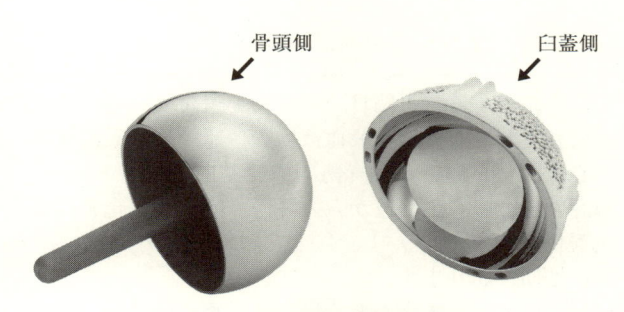

図 3-3　表面置換型人工股関節
骨は最小限の切除ですむことが利点。スペースが少ないので手術は困難です

をおこすこともあるので，正座をする必要があるお茶の先生や書道家にだけしか適応がないと考えています。

4　手術前の検査

　人工股関節全置換術の手術前にはたくさんの準備の必要があります。更生医療など自分で書類申請する場合もあります。
　入院に必要な物品（第1章Q6参照）については別に記載しました。

　手術までの手順を表3-2に示します。まず手術の予定日を決めます。入院は約2週間ですから退院予定日も決めておきましょう。手術を予定したら貧血や肝臓機能などの一般的な血液検査をします。次いで血液型，感染症（梅毒，B型肝炎，C型肝炎，HIV，HTLV-1），凝固機能，心電図，胸部レントゲンの検査をします。70歳以上は心臓の機能検査（超音波エコー検査）をします。手術予定日に合わせて手術の検査，入院日，自己血採血の日程を決めます。
　合併症（高血圧や糖尿病など）がある場合は，治療歴や治療中のコン

表 3-2　入院前に準備すべきこと

---

① 手術予定日を確認する（入院日や手術後 2 週間後の退院日も確認）
② 手術前の検査をおこなう（一般血液検査，感染症，凝固機能，胸部レントゲン，心電図，心臓超音波検査，CT，MRI など）
③ 合併症の評価をする（主治医からの評価，内服薬中止または増量）
　とくに抗凝固薬（ワーファリン®・アスピリン®など）は中止していないと手術が延期になります
④ 麻酔科依頼（重篤な合併症がある場合は早めに依頼）
⑤ 自己血採血の計画（2 回採血では手術 3 週前，手術 1 週前）
⑥ 身体障害者手帳の交付，自立支援法（更生医療）の申請
⑦ 入院予約と説明（個室の申込など）
⑧ 手術前のリハビリ実施（可動域，筋力の評価と指導），理学療法士による評価と運動指導をおこないます
⑨ 手術の説明と同意（手術の効果と合併症）
⑩ 手術前に手術部位の皮膚切開線の印をつける
⑪ 手術前，手術後の飲食の禁止

トロールの状況を評価します．合併症を治療している主治医に治療経過と治療状況，手術で注意する点についての紹介状を書いてもらってください．内服薬は継続してよい薬と中止しなければならない薬があります．とくに抗凝固剤（ワーファリン®）や抗血小板薬（商品名パナルジン®，バイアスピリン®）など手術前に中止しないと出血が多くなって手術ができません．合併症があり麻酔に問題がある場合は，早めに麻酔科へ依頼します．手術直前に麻酔医による説明と同意（麻酔の方法）を受けます．

　入院日が確定したら，入院予約をおこないます．それに合わせて退院の予定が決まります．入院に必要な書類や用具を用意します．手術予定日に合わせて手術の検査，入院日，自己血採血の日程を決めます．800gの自己血採血する場合は，400gを2回（手術前3週と1週）採血します．出血量が少ない病院では400g採血のこともあります（前掲図1-16）．自己血貯血期間は造血剤の鉄剤を服用します．血液を貯めるこ

とによる貧血の改善のために，エリスロポエチンという薬を注射することがあります。

　手術前にもリハビリが必要です．関節の動きを改善する可動域訓練，中殿筋や腸腰筋などの筋力を強化すること，松葉杖の訓練，車イスを使用する訓練を必ずしてください．

　手術の説明と同意は外来または入院してからおこなわれます．手術内容（手術の利点と欠点）を十分に理解して手術を受けてください．親族や知人などと説明が聞きたい場合は，手術計画の中で説明の日を決めてください．

　それでも納得できない場合は，手術を延期するのがよいでしょう．または他の医療機関でセカンドオピニオンを受けるように申し出てください．セカンドオピニオン外来は自費診療となります．ちなみに名古屋大学は1時間で3万円します．

　入院期間は，人工股関節全置換術（THA）で約2週間（最短は1週間）です．松葉杖が使えて，自宅でリハビリが可能なら「手術後1週以内」でも退院は可能です．手術後の計画は，入院前に決めておいてください．自宅の風呂の改善なども手術前におこなってください．手術後にリハビリだけの入院は必要ありません．基本的には自宅への退院が可能です．

5　手術前のリハビリテーション

　手術前と手術後にリハビリが必要です．股関節の痛みによって筋肉が萎縮して筋力が低下し，股関節は不安定になります．この不安定性がさらに股関節の痛みを増悪します．運動をすることでこの悪循環を断ち切ることができます．

1) 体重のコントロール

　股関節への負荷をへらすために体重をコントロールしましょう。標準体重は身長（cm）から 100 を引いて 0.9 をかけたものです。股関節には起立時に体重の約 3 倍の力がかかります。杖をつけば股関節の負荷は減少します。

2) 薬物療法

　鎮痛消炎剤を使用して股関節の痛みを軽くしてください。非ステロイド性消炎鎮痛剤（商品名ロキソニン®，ボルタレン®）などがよく使用

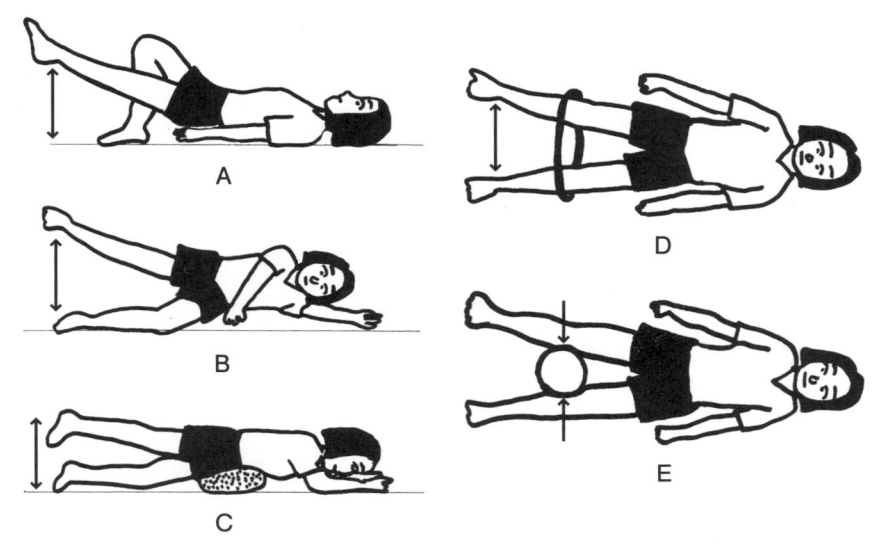

図 3-4　股関節周囲筋の運動
A：仰臥位で膝伸展で脚を持ち上げる。10 秒数えて，脚を降ろす。30 回を 1 セットとする
B：側臥位で膝伸展して脚を持ち上げる。10 秒数えて，脚を降ろす。30 回を 1 セットとする
C：腹臥位で膝を伸ばして脚を持ち上げる。10 秒数えて，脚を降ろす。30 回を 1 セットとする
D：仰臥位で膝にゴムバンドを巻いて膝を開く
E：仰臥位で膝にボール（クッション）をはさんで膝を閉じる

されています。非ステロイド性消炎鎮痛剤の副作用として消化性潰瘍や腎障害があります。副作用には注意して使用してください。

3) 術前のリハビリテーション

手術前には運動療法をしておきましょう（図3-4）。リハビリをしておくと手術後の回復が早く得られます。また入院期間も短縮できます。運動療法の目的は，股関節周囲の腸腰筋，中殿筋，ハムストリング筋群，外側広筋などの可動域訓練や筋力強化をおこなうことによって股関節を安定させます。入院前の1か月間は筋力強化，可動域訓練を積極的におこなってください。プールの中で可動域訓練，歩行訓練，泳ぎの訓練をおこないます。

6　安全な麻酔

麻酔は麻酔科の専門医によっておこなわれます。最近は，安全な麻酔が可能になりました。股関節の手術でおこなわれる麻酔の種類は，腰椎麻酔，硬膜外麻酔，全身麻酔があります。硬膜外麻酔と全身麻酔を併用しておこなわれることもあります。末梢神経ブロックまたは腰神経ブロックと全身麻酔を併用することもあります。いずれにしても安全で合併症が少ない麻酔方法が選択されます。以前は，筋弛緩剤が用いられましたが，重篤な合併症の悪性高熱症を避けるため使用が少なくなりました。

麻酔の手順は，まず末梢血管に点滴を入れます。モニターは心電図，動脈圧，呼吸，体温がなされます。点滴から麻酔導入薬を注射します。全身麻酔は循環機能や呼吸機能を最も安全に保つことができます。気管内挿管（気管内にチューブを入れる）をおこないます。吸入麻酔薬を使用する場合は酸素，笑気ガスと併用します。吸入麻酔薬は止めれば覚醒

します。

　腰椎麻酔は腰椎の椎間を穿刺して硬膜内に麻酔薬（商品名ペルカミンS®またはマーカイン®）を注射して脊髄神経を麻酔します。硬膜外麻酔は腰椎を穿刺して，硬膜外腔にキシロカイン®を注射します。合成麻薬を混ぜて使用することもあります。2時間以内の手術なら腰椎麻酔でも十分安全にできます。欧米での人工関節の麻酔は腰椎麻酔が最も多く使用されています。

　末梢神経麻酔は腰部神経叢に麻酔薬（商品名キシロカイン®）を注射します。さらに坐骨神経をブロックすると股関節の手術が可能となります。

　手術後の疼痛をとるために硬膜外麻酔が併用されることがあります。麻薬のモルヒネを使用すると，痛みは完全になくなりますが副作用の吐き気が30％以上にみられます。合成麻薬（商品名レペタン®など）では吐き気が少なくなります。吐き気がない合成麻薬を使えば早期に体重をかけることが可能となり，肺塞栓予防にも有用です。

7　自己血輸血のすすめ

　人工股関節の手術は出血量が1000g以下ですから，自己血輸血の適応があります。自己血に対して献血で集めて，日本赤十字社から供給される他人の血液を「同種血」といいます。他人の血液を輸血する同種血輸血を避けることは，輸血にともなう合併症の血液からの感染と免疫異常を防ぐことができます。予定された手術では，自己血を手術前に貯蔵しておくことで，同種血輸血の合併症を防ぐことができます。自己血輸血には，液状に保存する方法と冷凍保存する方法があります（前掲表1-10）。

著者は，予定手術では積極的に自己血輸血をおこなうことを推奨してきました。赤血球だけの成分輸血をおこなうことも可能です。赤血球の産生には鉄が必須です。予定手術では，手術前に貧血を改善しておくことが必要です。高度貧血では内科疾患の検査が必要です。

　回収血輸血は，手術中の出血が多い場合に回収して使用できる利点があり，この方法では手術前に血液を貯蔵する必要がありません。回収された血液を洗浄して，血球成分だけを輸血できます。セルセーバーという回収血装置と回収用のバックが必要です。ただし，落下細菌などの汚染の可能性があります。

8　クリニカルパス——入院治療のながれ

　入院期間などは入院する前に患者さんに説明されます。人工股関節全置換術は手術後2週間以内（早ければ1週間以内）に自宅へ退院できます。入院前に退院日を決めておきましょう。

　良い医療を効率的に提供することを目的としてクリニカルパス（入院治療のながれ）がつくられています。クリニカルパスには，医師と看護師だけでなく，理学療法士，放射線技士，栄養管理士，事務などが参加し，協力して作成されています。ある程度の目安ですから，パスから遅れることも早まることもあります。

　治療を標準的にすすめるために治療の日程，目標，検査，注射，与薬，処置，説明・指導，食事，排泄，清潔，リハビリ，観察，コンサルト，バリアンスなどからなっています。最初から退院予定日が設定されています。治療目標は手術後2週間で歩行できるようにすることです。バリアンスとは治療計画からの「はずれ」のことです。

　運動の開始は手術直後からで，ベッドは60度まであげることが許可

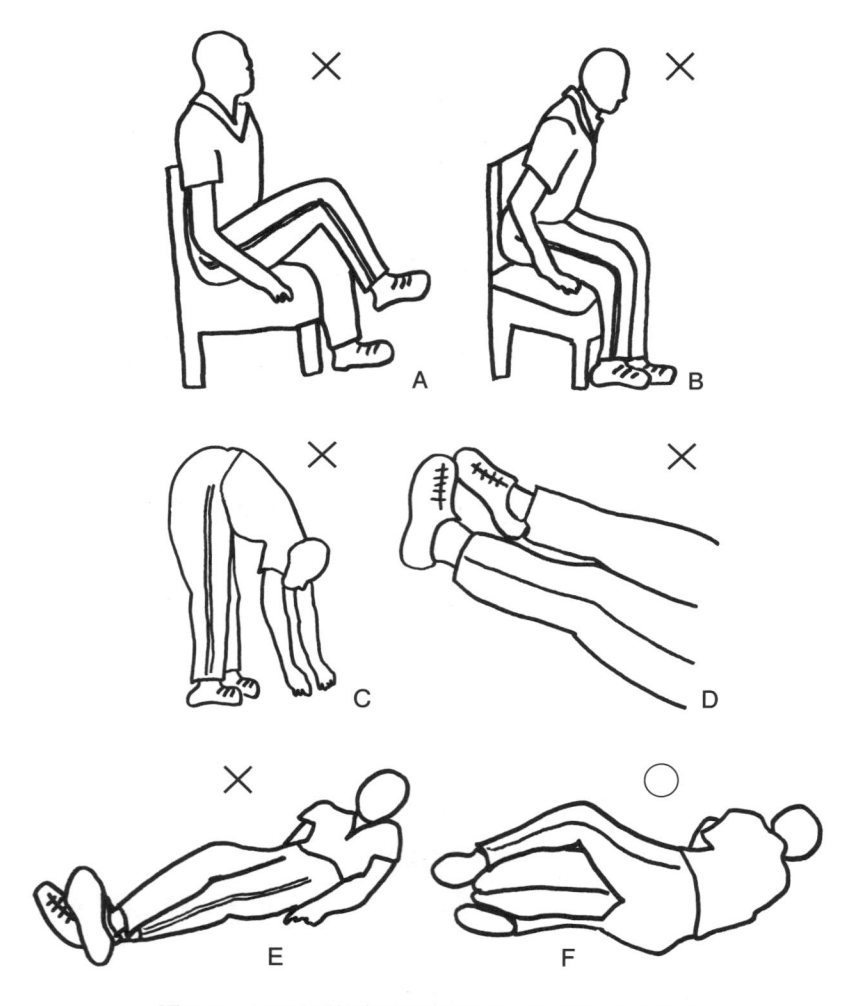

図3-5 人工股関節全置換術後にしてはいけない姿勢
A：座位で股関節を90度以上に曲げない
B：座位で膝を股関節の位置より上げない。3か月間は守ろう
C：立位で下のものを取らない
D：手術した足を内側に入れる姿勢をしない
E：脚を交差してはいけない。いつも膝を離しておくこと
F：手術した脚は下にしない。座布団や枕をはさめば横になってもよい

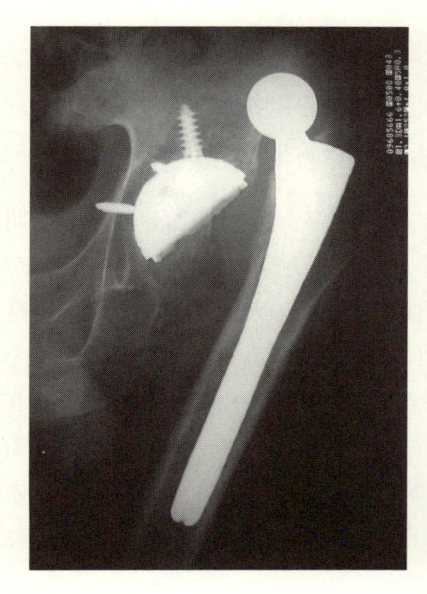

図3-6 人工股関節の反復性脱臼
整復困難なため3年間放置。軟部組織のバランスを改善する手術で整復できた

されます。翌日からベッドサイドで歩行器内起立と全部の体重をかけて歩行を開始します。脱臼になりやすい姿勢にならないように十分注意が必要です（図3-5，3-6）。手術後3か月はこの姿勢を取らないように注意しましょう。

　フットポンプと尿道カテーテルをのぞいて術後24時間で点滴やドレーンが除去されます。ベッドサイドに座ることが許可されます。48時間後には車イスでの移動も開始します。手術後3日後には歩行器で病棟内を歩行できるようになります。その後に松葉杖を使って全部の体重をかけて歩行します。退院は最短で手術後1週間で許可されます。術後2週後にはT字杖を用いて歩行します。

　現在はリハビリ病院に転院する必要はありません。ただし退院後は家族の協力は必須です。入院前に協力するように家族で話し合っておいてください。

9　骨切りと人工関節の選択基準

　第1章Q4を参照してください。骨切り術は「股関節の破壊が初期までで，50歳未満で，自分の骨で手術したい患者さん」に最も適応があります。とことん使ってから人工関節にしたいという患者さんで，自分の骨で手術する希望がない場合にはまだ適応がありません。

　骨切り術は，術後に骨の癒合がえられ，杖を使用しないで歩行できるまで4か月かかります。骨切り術後の入院期間は2～5週間です。術後3週間から20 kgの体重をかけて歩行できます。骨切り術後は2本の松葉杖による歩行が必要です。杖なしで，全体重をかけて歩けるようになるには最低3か月間は必要です。

　これに対して，人工股関節の特徴は，「24時間以内に体重をかけて歩けることです」。また術後数日で痛みが完全になくなります。治療が早いのが特徴です。「手術後1週間で退院」することさえ可能です。人工股関節は，デスクワークなら最短で2週間すれば復帰できます。

　ヨーロッパでは人工股関節全置換術後に平均1週間，アメリカでは3日間しか入院しません。日本でもファースト・トラック（fast track）によって3日間で退院可能となる日も近いと考えます。ただし，脱臼を予防するために，正座や和式トイレ禁止などの日常生活の制限が3か月間は必要です。

10　人工股関節の種類

　人工股関節の種類には臼蓋側を置換する人工股関節全置換術（THA

と臼蓋は置換しない人工骨頭置換術（BHP），および表面だけを置換する表面置換型人工股関節全置換術があります（図3-7）。日本で使用可能な人工股関節は50種類以上もあります。

人工股関節の基本的な構造は，臼蓋側にソケット，大腿骨側にステムと骨頭の3つの部分からできています。ステムの先端に骨頭を装着して，ソケットと骨頭を組み合わせます（図3-8）。骨頭の大きさは直径22mmから36mmまで使用することができます。低摩擦人工股関節は，理論的に22mm骨頭がもっともポリエチレンの摩耗用が少ないことから開発されました。まだ問題点はありますが，ポリエチレンの改良によって薄いインサートの使用が可能となり，より大きな骨頭が使用できるようになりました。大きな骨頭は脱臼が少ないという利点があります。

1960年に最初に成功したチャンレー型人工股関節は22mm骨頭で，ステムと骨頭は一体型でした。ソケットはポリエチレでできていました。ソケットもステムもセメントで固定されていました。1980年ころからセメントを使用しない人工股関節が登場しました。初めのセメントを使用しない人工股関節の成績は明らかに劣っていました。欠点であるステムの固定材料の改善，ステム近位部固定などの改善で2000年ころからはセメントを使用しないものとセメントを使用するものの成績が同等となりました。2013年の日本の現状ではセメントを使用しない人工股関節は約85％を占めています。しかし現在でも，セメントを使用するかしないかは議論となっています。セメント固定はステムと骨との間にセメント層を作り，それによってステムを支えるという理論です。セメントにはセメントと骨との境界面に圧力をかけて密封する高度な技術が必要です。これに対してセメントを使用しない人工関節はそのままコンポーネントを圧着固定するだけで容易です。時間も短くてすみます。北欧の人工関節登録データでは明らかにセメント人工股関節の長期成績が良好です。

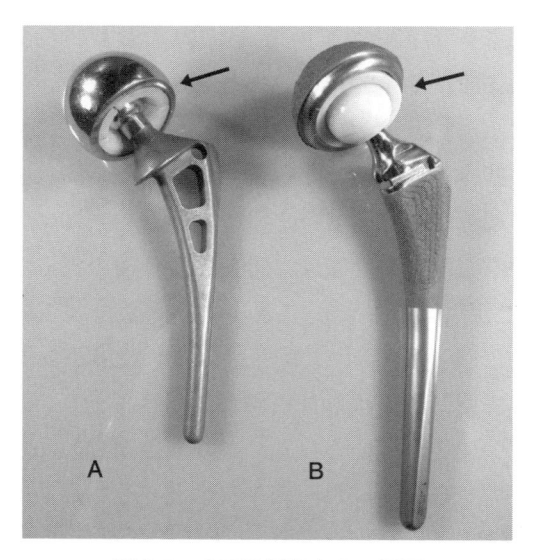

図 3-7　人工股関節と人工骨頭
A：二重ベアリング型人工骨頭はソケットと骨頭が一体となっている（矢印）
B：人工股関節はソケットと骨頭が分離している（矢印）

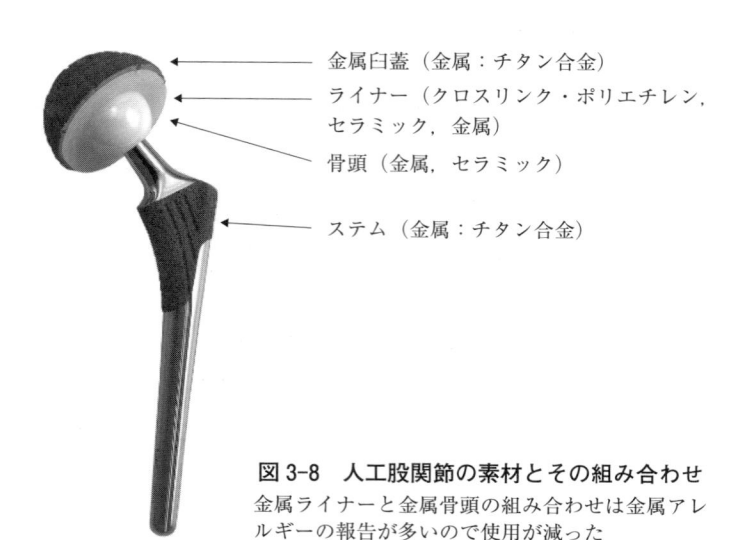

図 3-8　人工股関節の素材とその組み合わせ
金属ライナーと金属骨頭の組み合わせは金属アレルギーの報告が多いので使用が減った

- 金属臼蓋（金属：チタン合金）
- ライナー（クロスリンク・ポリエチレン，セラミック，金属）
- 骨頭（金属，セラミック）
- ステム（金属：チタン合金）

初期のポリエチレンは年間の摩耗量が 0.2mm 以上もありました。ソケットのポリエチレン摩耗により微小な粒子が異物としてマクロファージに取り込まれて炎症反応をおこし，周辺の骨を破壊すること（骨溶解）が判明しました（図 3-9）。したがって摩耗を少ない材料は人工股関節が長持ちします。ポリエチレンをクロスリンクする方法により，従来のポリエチレンの摩耗量が約 10 分の 1（年間 0.05mm 以下）になりました。また摩耗がポリエチレンの 100 分の 1 のセラミック（アルミナやジルコニア）や金属なども開発されてきました。ナノテクノロジーの進歩で優れた素材が人工関節に応用可能となっています（図 3-10）。

　しかし，「夢の人工股関節が開発される」と新聞に出ていても，そのまま信頼してはいけません。新しい人工関節がすべてよいわけではありません。多くの新しい人工関節は失敗して市場から消えていきました。

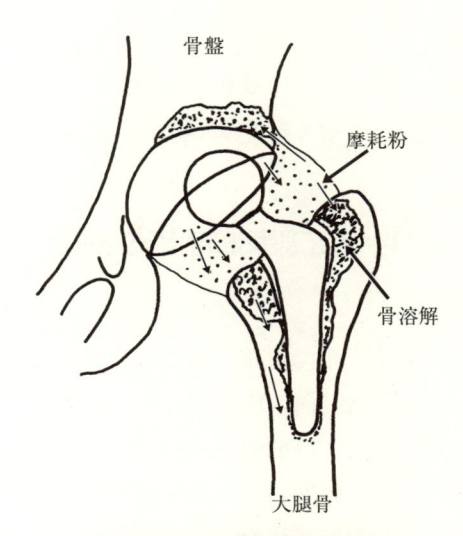

図 3-9　人工股関節の骨溶解
ポリエチレンの摩耗による骨溶解がおこる。約 1 ミクロンの摩耗粉がマクロファージに貪食されて，炎症性サイトカインを産生する。このサイトカインによって骨溶解が進行する。さらに進行すると人工関節がゆるむ

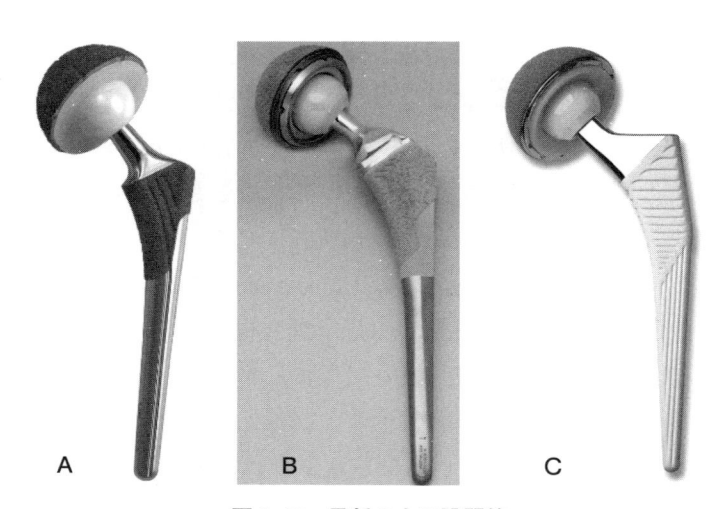

図 3-10　最新の人工股関節
製造会社　A：京セラ，B：ストライカー，C：デピュー
日本では50種類以上の人工股関節がある

例えば金属の骨頭に金属ソケットを組み合わせる人工関節も金属アレルギーにより使用がほとんどなくなりました。

11　人工股関節手術の実際

　人工股関節全置換術を安全で正確におこなうためには手術前の準備が重要です（図3-11）。術者は①使用予定の人工股関節の大きさを手術前の作図で決定します。②人工股関節を設置する予定位置を決定します。③手術前に手術器具，人工股関節の準備と確認をします。手術の助手，看護師に手術手順を打ち合わせておきます。
　著者がおこなっている人工股関節手術の実際「1時間で人工股関節おこなう虎の巻」を説明します。もちろん速さを競うものではありません。

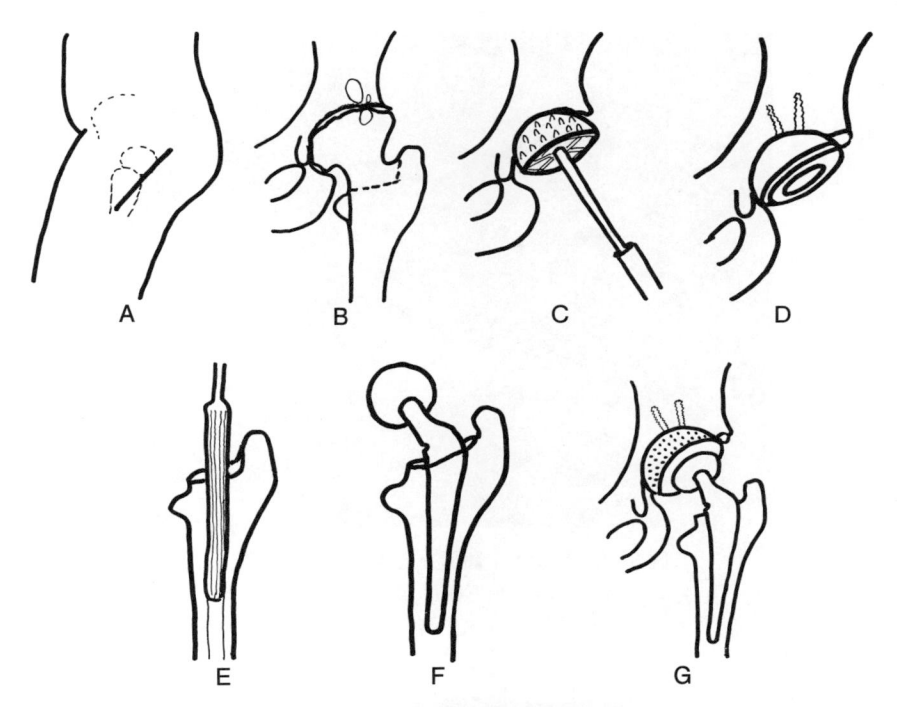

図 3-11　人工股関節全置換術の手順
A：皮膚切開，B：大腿骨頸部骨切り術，C：臼蓋リーミング，D：ソケット設置，E：大腿骨ラスピング，F：ステムと骨頭の設置，G：人工関節の整復

正確に安全におこなう必要があります。

(1) 仰臥位で骨盤に角度計を設置します（図 3-12）。漆谷先生が開発した角度計を上前腸骨棘に設置します。角度計は，ナビゲーションと同等に正確なソケットの設置が可能です。この角度計を使用してから手術後の脱臼は約1％です。
(2) 手術体位をつくります。患者さんの麻酔が準備できたら，まず手術する側を確認して，手術側を上にした側臥位（横向き）にします。手術する股関節には前日に油性インクで皮膚切開のしるしをつけて

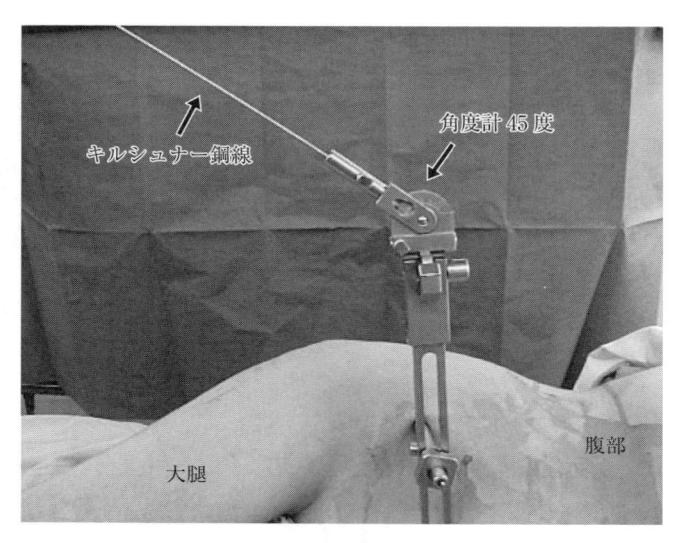

図 3-12 ソケット設置を正確にする角度計
（漆谷による） 外転 45 度，前方開角 20 度にコンピューター・ナビゲーションと同程度で設置できる

おきます。体を側臥位支持器で固定します。
(3) 手術部位の消毒をします。茶色のポピドンヨード液（商品名イソジン液®）で丁寧に消毒します。
(4) 皮膚を四角布で覆います。皮膚にはドレープというシートを貼り，皮膚の常在細菌が手術創から入らないようにします。
(5) 術者または助手は，手術で使用するサイズの医療器具を選択しておきます。また使用するコンポーネントなどを使用する順に選別して，すぐに準備できるようにしておきます。
(6) 術者と麻酔医および助手 2 名。看護師 1 名で，おのおのの自己紹介，患者さんの確認，手術部位，手術方法，予定手術時間，予定出血量を確認します。著者は，予定手術時間 50 分，出血 300 g と宣言します。

(7) まず皮膚切開予定部に 10 cm の皮膚を切開します（**図 3-11 A**）。ついで筋膜を同様に切開します。創の大きさにはこだわりません。必要なら皮膚の切開を延長します。

(8) 後方にある梨状筋などの外旋筋群を糸でしばって切ります。関節包を短冊状に切開して糸でしばります。これも後で縫合します。骨頭を脱臼させます。

(9) 骨頭頸部で作図したように骨切りします（**図 3-11 B**）。骨頭を除去します。

(10) ホーマン鈎（こう）を関節前方にかけて股関節内を展開します。関節包の切除は最小とします。半球状のリーマーで予定の位置まで掘削します（**図 3-11 C**）。トライアルで使用するサイズが適切であることを確認します。

(11) 臼蓋コンポーネントの固定をします（**図 3-11 D**）。角度計で 45 度の外転角，20 度前開き角で臼蓋金属コンポーネント（ソケット）を打ち込んで固定します。数本ネジを使用してコンポーネントの固定を改善することもあります。金属ソケットの内側はポリエチレン，セラミック，金属があります。60 歳未満で骨の質が良好な場合は，セラミックを選択しています。

(12) 大腿骨のステムを固定します。骨髄を削るラスプで大腿骨骨髄中央にミゾを作ります（**図 3-11 E**）。予定のラスプで人工股関節の安定性を検査します。頸部の長さも調節できます。安定していたらステムの大きさを決定します。本物のステムを大腿骨骨髄にハンマーで挿入します（**図 3-11 F**）。

(13) 再度ネックを調節して安定であるかを確認します（**図 3-11 G**）。後方および前方脱臼の可能性を検査します。脱臼する場合は，骨の突出部などを丁寧に削り脱臼しないようにします。

(14) 洗浄して，ドレーンを入れて創を縫合します。

⒂ 仰臥位でレントゲンを確認してから,麻酔から覚醒させます。

　以上の 15 の手順にしたがって忠実におこなうことで安全で再現性の高い手術が可能となります。著者の手術時間は約 1 時間,術中出血も 300 g 未満です。

12　最小侵襲手術（MIS）

　最小侵襲手術（MIS［エム・アイ・エス］）は,手術の皮膚を小さく切って,手術侵襲を少なくしようとする試みです。MIS と合わせて股関節を前のほうから手術する前方アプローチもおこなわれています。MIS で切る部位を少なくしようという発想はよいのですが,推奨できません。なぜなら助手は手術する股関節を良好に観察できないからです。著者は,すでに 1990 年ころから 15 cm 以下の皮膚切開で人工股関節の手術をしてきました。現在は 10 cm の皮膚切開で,手術の展開がよくないときは躊躇なく切開を延長します。

　しかし問題は,皮膚切開の大小よりも,合併症の少ない手術をおこなうのに十分な術野を得ることが重要です。操作の確実性,安全性を重視した方法がよいと考えます。小さな創で手術をおこない,回復が早いとされる内視鏡による手術との比較とは異なります。皮膚の下で長時間操作を続けることで,組織に損傷をきたす可能性があります。10 cm 未満の皮膚切開で手術しても,回復が遅くては意味がありません。

13 成人股関節脱臼の人工股関節

　成人になるまで股関節脱臼を治療しなかった患者さんで，股関節に痛みがある場合はほとんどありません。したがって成人股関節脱臼の手術の症例は多くありません。しかし時に股関節に強い痛みがある場合は，人工股関節の適応になります。手術は挑戦的で大変高度の技術を必要とします。手術が難しいので股関節の専門機関以外ではおこなわれていません。すでに手術が不能であると説明を受けていることも多く，「手術して治療することができる」と聞いただけで，全く痛みがなくなった患者さんも数名みえます。

　名古屋大学で著者は1989年から2010年12月までの約20年間に，成人股関節脱臼に対する人工股関節全置換術を26例29関節におこないました。そのうち5年以上の経過観察が可能であった18例20関節を評価しました。手術したときの平均年齢は59歳で全例が女性でした。平均観察期間は9年でした。基本的な手術法はソケット原臼蓋（本来あるべき位置）に設置することを目標としました（図3-13）。脚延長は3.5cm以上となると予測された場合は，神経麻痺を回避するために大腿骨の短縮骨切り術を併用しました。15関節では大腿骨を小転子下で短縮骨切りしました。脚は平均2.8cm長くなりました。

　手術時間は平均約3時間，総出血平均約1100gでした。普通の人工股関節全置換術の2倍以上の手術時間と3倍以上の出血もします。使用した臼蓋コンポーネント，骨頭径，ステムのサイズは通常の人工股関節より小さいものでした。

　手術はソケットを設置するために元の臼蓋をリーミング（掘削）しました。まず大腿骨転子の下2cmの位置で水平に短縮の骨切りをしまし

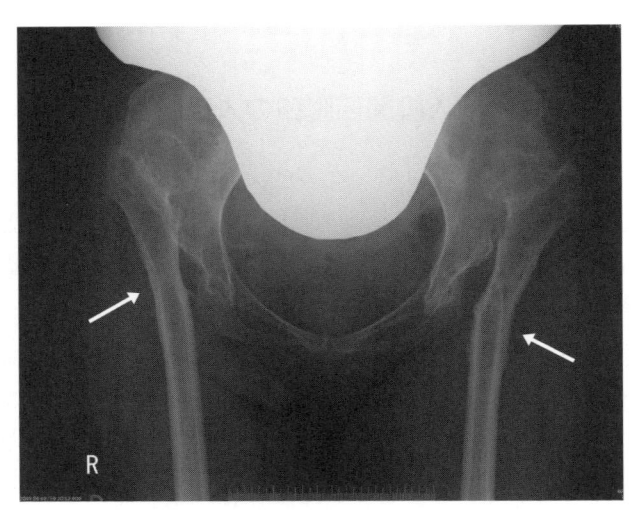

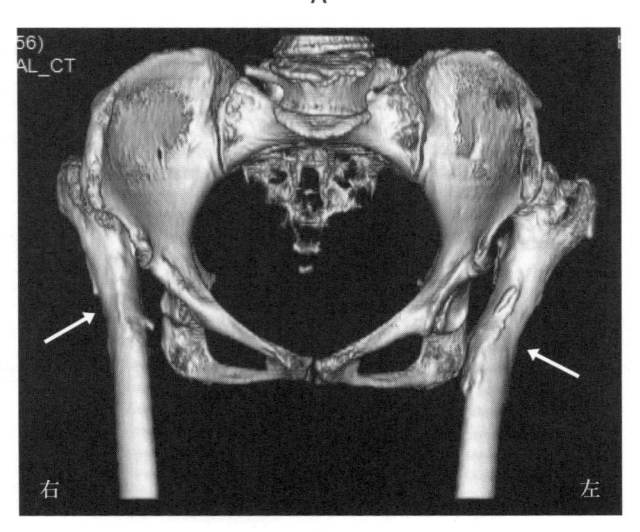

図 3-13 殿筋内脱臼に対する人工股関節
A：レントゲン正面像，B：三次元 CT 像
68 歳，女性。両側殿筋内脱臼。シャンツ骨切り後のため大腿骨変形あり

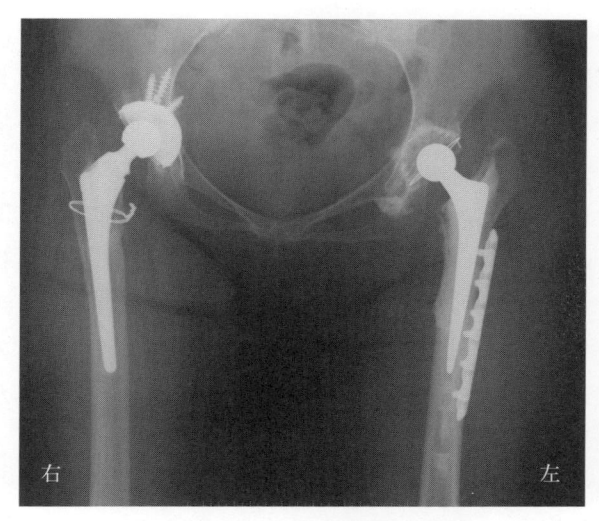

図 3-14 殿筋内脱臼に対する人工股関節（手術後）
大腿骨短縮骨切りを併用した右セメントレス人工関節，左はセメント人工股関節。左は手術後 20 日で退院。右は手術後 40 日で退院

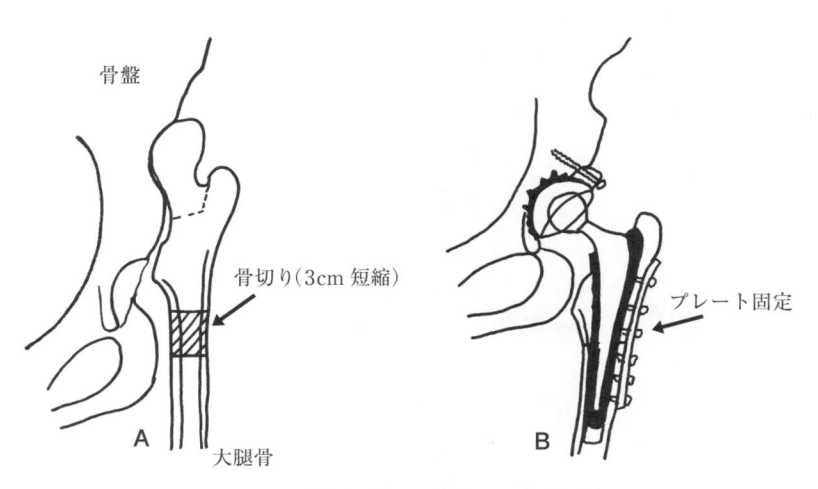

図 3-15 殿筋内脱臼に対する人工股関節
A：手術計画（3cm 短縮骨切り，プレート固定）
B：セメント人工股関節

13 成人股関節脱臼の人工股関節

た（図3-14）。脚が4cm以上伸びると神経麻痺をおこす可能性があるからです。腔髄腔を掘削したあとにセメントレスステムを挿入しました。すでに転子下骨切り術がおこなわれて大腿骨が変形している場合は，15度から30度の角度を矯正する骨切りをおこないました。

　手術の合併症は，骨癒合の遅延3関節，人工股関節脱臼2関節，坐骨神経麻痺・閉鎖神経麻痺おのおの1関節でした。術後の再置換術は5関節でおこないました。人工股関節全置換術の成績は普通の人工股関節全置換術より劣っていました。驚いたことに，腰痛はほとんどの患者さんで劇的に改善しました。股関節の可動性が改善されると腰痛が改善する科学的な証拠となりました。

　2010年からは，セメントを使用した人工股関節全置換術もおこなっています（図3-14, 3-15）。手術時間も2時間と短く，手術後のリハビリも短縮できます。入院は3週間でした。9例の短期成績はきわめて良好です。現在はセメントがもれずにセメントを圧入する方法を開発しています。

　股関節の固定術後の人工股関節も技術的には困難です。骨切りして再度股関節を再建する必要があります。成人股関節脱臼と同様に手術は挑戦的で大変高度の技術を必要とします。手術が難しいので股関節の専門機関以外ではおこなわれていません。

14　人工股関節後のリハビリテーション

　手術後には点滴をはじめ，心電図，酸素濃度，ドレーンなどたくさんの機材が取り付けられて患者さんの安全のために監視しています。多くは24時間以内に除去されます（表3-3）。

　手術後のリハビリもできるだけ早くおこないます。人工股関節ですべ

表 3-3　手術直後に装着する医療器具

① 心電図モニター*
② 酸素飽和モニター*
③ 点滴
④ 硬膜外チューブ*（使用しないこともある）
⑤ 創部からのドレーン*
⑥ 尿道カテーテル
⑦ 血圧計*
⑧ 血栓予防フットポンプ

＊24時間使用

てを置換していますので，術後すぐに全体重をかけて歩行することができます。現在は固定性の改善から，可能なかぎり体重をかけてもかまいません。

　手術直後から，静脈血栓や肺塞栓防止のために足首を動かします。手術した側の膝をゆっくり曲げ伸ばしします。できるだけ頻回におこないましょう。手術後24時間で歩行器を用いて体重をかけて歩行を開始します（表3-4）。患者さんは手術後3日過ぎると痛み，発熱，吐き気が改善し元気になります。手術後3日後に車イス移動が許可されます。3日から1週間で松葉杖歩行を開始します。

　14日後に全体重の荷重で片松葉杖歩行やT字杖歩行を開始し，退院

表 3-4　人工股関節全置換術後のリハビリテーション

1	術直後：患肢を挙上。ベッドの挙上60度まで許可
2	術後1日：ベッドサイドと歩行器内で起立・歩行する（全部の体重をかける）
3	術後3日：端座位・車イスで移動を開始，歩行器歩行開始する
4	術後7日：全体重の荷重歩行を開始する（松葉杖使用，T字杖でもよい）
5	術後14日：片松葉杖歩行，T字杖歩行開始。退院指導

許可と退院後の注意点の指導（脱臼しやすい肢位の禁止，定期検診をすること）をされます（前掲図3-5）。最近は手術後7日での退院を許可しています。患者さんの回復は，手術後平均14日で全体重をかけて松葉杖歩行で100m以上歩けるようになります。ただし術後3か月は杖を使用するようにすすめています。

15　人工股関節の定期検診

　人工股関節の手術をした場合は，定期的に外来受診してレントゲン撮影をしなくてはなりません。診察は1年に1回で十分です。もしもレントゲンの異常や痛みなどがあれば6か月ごとの受診が必要となります。人工股関節の障害は10年以上経過して現れます。10年経過後に障害がより明らかになります。
　人工股関節は，痛みがないとの理由で定期検診を受けないと骨が溶けてしまう悲惨な状態（骨融解）となることがあります。著者は，長期の治療効果の判定のため患者さん全員に10年以降も1年に1回受診していただいています。
　定期検診の利点は，定期的に関節の状態を患者さん自身が評価できることです。人工股関節の周囲の骨変化やポリエチレンの磨耗を評価することができます。転勤などで遠くへ転居した場合や主治医が退職したり，転勤したりしても定期的な受診をしましょう。転居する前に手術前と手術直後のレントゲンのコピー，手術記録を含めた資料をもらい，信頼できる次の主治医を紹介してもらいましょう。手術後も筋力トレーニングを継続しておこなうことが重要です。また体重のコントロールもおこなってください。

16　人工股関節はいくらするか？

　人工股関節の材料費は約70万円もします。人工股関節全置換術は入院期間が手術後2週間とすると，手術料・麻酔料と入院管理料は合計約210万円になります（前掲表 1-7）。人工股関節全置換術の患者さんの自己負担は，3割負担で約63万円となります。入院期間が長くなるとそれだけ医療費が増加します。また個室を使用する場合は，別料金になります。リハビリ病院に転医するとさらに医療費が余分にかかります。
　身体障害者手帳を希望しない場合でも，申請すると所得に応じて高額医療が還付される方法があります。3割負担分を立て替え払いしなくてよい制度もあります。

17　人工股関節の合併症

　人工股関節全置換術には1％未満の合併症が起こります（表 3-5）。患者さんは，4つの大きな合併症を必ず理解しておきましょう。患者さんは手術で完璧な結果だけを期待していますが，合併症がない手術はありません。不可避の合併症は，おこりえます。手術の方法・効果だけでなく，合併症によって重篤な後遺症がおこることも理解してください。

1）大血管損傷
　執刀する医師は，血管損傷を予防するために骨盤周囲の解剖を熟知し，丁寧な手術操作をおこないます。しかし，総腸骨動静脈が分岐して内腸骨動静脈と外腸骨動静脈が骨盤内壁に近接している部位は，ネジなどで

表3-5　人工股関節全置換術の合併症

1	大血管損傷
2	静脈血栓・肺塞栓
3	神経損傷
4	感染症
5	脱臼
6	骨折（術中・術後）
7	骨溶解（オステオライシス）
8	ゆるみ（コンポーネントの移動，沈下）

損傷する可能性があります。また股関節の前方（臼蓋前下方と恥骨骨切り）は，外腸骨動脈や大腿動脈が近くにあり，損傷の可能性があるのでとくに注意しておこないます。大血管損傷では，大量に出血し血圧の低下をおこし，早急にショック状態になります。十分な輸液をしても血圧低下が継続する場合は，持続している出血がある可能性が高いので出血部位を確認して対処します。

2) 静脈血栓・肺塞栓

肺静脈に下肢の血栓がつまる肺塞栓では，急速に呼吸困難や循環障害を生じます。肺塞栓の1000人に1名（約0.1％）と推定されています。肺塞栓をおこしやすいのは静脈血栓症の既往（産後や術後の下肢の腫脹の有無）がある場合です。聴取して既往歴がある場合は，薬剤による血栓症の予防をおこないます。術後，長期に臥床すると下腿静脈から生じた血栓が成長して肺血栓・肺塞栓になる可能性があります。できるだけ早期に離床する必要があります。2002年に2例の肺塞栓を経験しました。

そのため2003年から，血栓・塞栓症予防のためにすべての患者さんは，術後24時間以内に起立歩行させることにしています。さらに術前

から自動運動の方法を教育し，早期からのストッキングの使用，器械による間欠的下腿圧迫，足関節の自動運動やカーフパンピングをおこなっていただきます。すべての患者さんに血栓症予防をおこなうことは，リスクがない患者さんにも出血を増加させる危険性があります。ただし血栓症の既往がある患者さん（最大リスク例）では血栓予防のためにアリクストラ®，クレキサン®などを使用します。薬物を使用しないときも，出血のリスクのためであることを説明して理解しておきましょう。血栓・塞栓症の予防方法については患者さんと外科医が十分話し合うことが重要です。

　患者さんは，「肺塞栓にならないように翌日に歩行する」ことです。24時間以内に車イスにのることだけでは血栓・塞栓予防にはなりません。「肺塞栓で死なない」ために歩行をお願いしています。術後24時間以内に歩行を実行するためには，「痛みがないことと吐き気がないこと」が重要です。麻酔科の協力により患者さんは術後の痛みや吐き気がほとんどありません。標準的な人工股関節全置換術後の患者さんは，24時間以内に立って10歩程度の歩行ができ，1週間で病棟内を杖で1周することが可能です。

3）神経損傷

　坐骨神経と大腿神経損傷の可能性があります。手術は，必ず後方は坐骨神経を直視下に確認して手術をおこないます。股関節後方の操作は，坐骨神経を障害する可能性があるので注意します。筋肉を前に引っぱる筋鉤（きんこう）を無理にかけると大腿神経麻痺になる可能性があります。いずれも注意深い愛護的な手術操作で回避することが可能です。3cm以下の下肢の延長では神経麻痺の頻度は高くありません。神経麻痺になると回復するには少なくとも数か月かかります。知覚や運動障害が残ることがあります。

4) 感染症

　感染症は外科医が最も予防に注意している合併症です。手術時間が長すぎると感染の危険も増加します。人工股関節全置換術後の感染の頻度は約0.1％です。手術室への出入りも最小にします。抗生剤を乱用しないことは多剤耐性菌を作らないことにつながります。予防的抗生剤の点滴静注での使用は長くても2日以内とします。

　外科医は，感染予防のために消毒，ガウン，手袋の着脱など清潔操作に心がけています。外科医の手袋に穴があるとそこから細菌侵入する可能性があります。

　手術により生体の防御能力は低下するので，細菌感染の可能性があります。細菌の感染経路は皮膚切開創からおこります。細菌が手術部に入らないように皮膚をドレープという被膜で覆います。感染の原因となるのは皮膚に常在する細菌です。とくに表皮ブドウ球菌が股関節手術で最も頻度が高い菌です。感染が明らかになるには強毒性の細菌である場合と免疫機能が低下した場合，および両方がある場合です。逆に弱毒性の細菌の場合は通常の免疫機能では感染が明らかにならない場合はあります。免疫力が低下していれば，弱毒菌でも感染します。

　長期入院者や施設入所している患者さんの皮膚の表面や鼻腔や口腔内に，メチシリン耐性黄色ブドウ球菌（MRSA），多剤耐性表皮ブドウ球菌（MSSE），バンコマイシン耐性腸球菌（VRE）がよくみられます。これらの患者さんの細菌はメチシリンやバンコマイシンが全く効きません。

　入院患者さんには，対策として鼻腔や咽頭にバクトロフェンやイソジン®の塗布をお願いしています。病院内に院内感染対策チームによる予防と治療のシステムがあることで院内感染を予防できます。

　細菌の侵入経路は，患者さんの皮膚に常在する細菌からと外科医の手からの細菌があります。皮膚の細菌を消毒するには皮膚のポピドンヨード液（商品名イソジン®）によって芽胞のある細菌以外は30秒で不活

化されます。またはクロルヘキシジン（商品名ヒビテン®）でも同等の消毒効果があります。ただし皮膚にある毛根には細菌が残存する可能性があります。手術部位の体毛が濃い場合は，脱毛剤使用または手術直前に毛をそる必要があります。前日に毛をそることは，皮膚に傷を作り，感染の確率が高くなるので禁忌です。

　そのほかの合併症として人工股関節の脱臼，人工股関節周囲の骨の術中骨折があります。術後のコンポーネント周囲の骨折，骨溶解（オステオライシス），人工関節のゆるみ（コンポーネントの移動，沈下）も数年以上経過して発生するので定期検診でレントゲンを正確に評価することが重要となります。まれな合併症として金属アレルギーによる偽腫瘍，セラミック人工関節の破損や異常音（キーキー音）があります。異常を感じたら主治医に相談してください。

18　身体障害者手帳について

　著しい股関節の障害がある場合は身体障害者手帳を申請することができます。障害者の認定は厳密に規定されています。著しい股関節の障害は身体障害5級に相当します。人工股関節全置換術後は股関節機能全廃に相当します。身体障害4級となります。両側に人工関節を入れると3級になります。身体障害者手帳があると，自立支援法の適応（更生医療）を受けることができます。自立支援法によって，さらに医療費の控除が受けられます。患者さんの家族の年収によって控除額が決定されています。患者さん自身が，申請しなくてはならない面倒はありますが，自立支援法による医療控除を受けると実際の自己負担は，10万円以下になります。手術の前に患者さん自身によって手続きをすませておかないと自立支援による医療費の控除は受けられません。

介護保険では，手術後の介護やリハビリ，トイレや風呂の改装なども補助を受けることができます。
　身体障害者手帳は，自動車税の減税，高速道路通行料やJR運賃の割引，美術館などの入場料の割引といった利点があります。上でも述べましたが両側に人工股関節全置換術をおこなうと身体障害3級となります。

19　人工股関節再置換術

　痛みなどの症状がなくても人工股関節の再置換術の適応があります。定期検診で「人工関節のゆるみ」がみられる場合や「人工関節周囲の骨溶解」がみられる場合は再置換術の適応があります（前掲図3-9）。感染や反復性脱臼，人工股関節の破綻，ステム骨折，セラミック破損も再置換術の適応になります。なるべく骨が壊れてしまわない状態で手術をおこなうことで良好な成績が期待されます。異常を感じたら放置してはいけません。手術の技術は高度です。ぜひ専門の医師に相談してください。骨溶解を生じた人工股関節は骨折やゆるみが著明になる前に再置換する必要があります（図3-16）。手術は①より大きな人工関節で置換する方法と②大腿骨と臼蓋の骨欠損に対して同種骨移植（impaction bone grafting = IBG）して欠損した大腿骨や臼蓋の骨の量を回復させる方法があります。
　骨溶解の仕組みを説明します。人工股関節のソケットの超高分子ポリエチレンの摩耗粉がマクロファージという生体を防御する細胞によって呑食されて引き起こされます。この細胞から放出されるサイトカインによる炎症反応で骨を溶解してしまいます。レントゲンでは骨が浸食された欠損像（骨透亮像）として認めます。次第に増大してきます。骨溶解をおこす部位は決まっています。レントゲンでステムの近位部を注意深

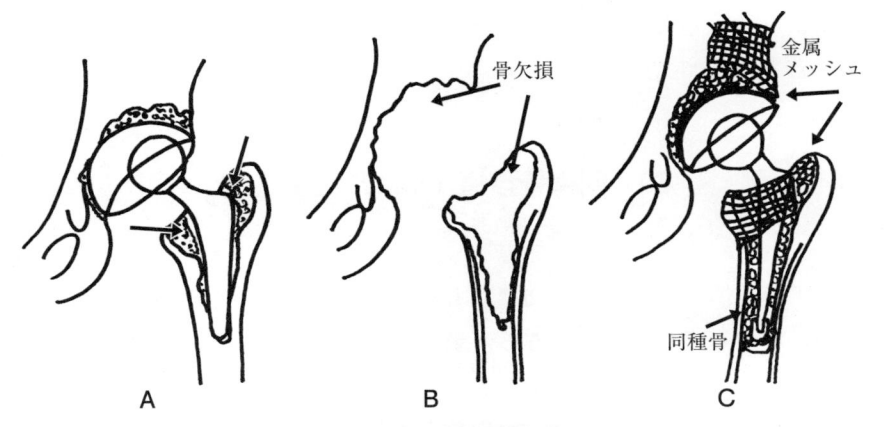

図 3-16 人工股関節再置換術
骨が欠損した部位に同種骨を移植する
A：人工股関節のゆるみ（点々の部分は骨溶解）
B：人工股関節抜去後
C：同種骨を砕片状にした同種骨移植（IBG, 矢印）がおこなわれる

く観察すれば診断は可能です。レントゲン像では，注意深く観察しても骨溶解が巨大になってからしか診断されないことがあります。しかしCTによる画像ではより早期に評価が可能です。

　20年以上前の人工股関節は，資料が廃棄されて機種を特定することが困難な場合があります。また，人工股関節再置換術（リビジョン）は初回人工股関節と比べて骨の欠損が大きいので手術が困難です。合併症を考えて多くの材料を使用します。手術にはさまざまな方法があります。ポリエチレンインサートの摩耗なら，車のタイヤ交換のようにインサートの交換，骨頭の交換だけですみます。骨欠損が小さければ，セメントを使用しなくても少し大きめなコンポーネントを使用すれば対応できる場合もあります。骨への障害（骨溶解）が大きいと対応は困難となります。大掛かりなセメントを使わない人工関節もおこなわれていますが，骨欠損が改善しないことからとても推奨できません。著者は，次回の再

置換術も考慮した骨を補塡できる手術（同種骨移植）を併用するが最も
よいと考えます。

20　同種骨移植（骨銀行）と人工骨

　人工股関節再置換術の増加にともない巨大な欠損の治療を必要とする
症例が増加しています。もちろん患者さんにとっては定期検診をして骨
欠損が巨大にならない前に手術をおこなうことが最もよいです。巨大な
骨欠損を補塡するには安全に同種骨を供給できる骨銀行のシステムが必
要です。この目的のために，以下で述べますように著者らはNPO法人
骨バンクネットワーク東海を運営しています。

　少ない骨欠損なら，自分の骨（自家骨）でも補塡することが可能です。
しかし，骨欠損が巨大な場合は補塡材料が必要です。欠損した巨大な骨
の補塡材料には同種骨と人工骨があります（表3-6）。人工骨は，骨の主
成分であるカルシウム（Ca）とリン（P）によって人工的に合成され，
ハイドロキシアパタイト（HA）は組成の違いによって生物学的な活性
が異なります。ハイドロキシアパタイトの結晶の間には100〜200ミク
ロンの穴があって骨を誘導する作用があります。連通構造を持ち骨誘導
に有用な人工骨もできています。人工骨は，移植にともなう免疫異常や

表3-6　骨欠損に対する移植骨の種類と特徴

	骨誘導	骨伝導	感染免疫の問題
人工骨	○	×	○
同種骨	○	○	×
自家骨	○	○	○

感染の危険がない利点があります。欠点は，人工骨は圧縮するとチョークのようにばらばらになってしまいます。したがって，人工骨のみでは，骨欠損を十分に補塡することは困難です。

他人の大腿骨頭を保管・滅菌して同種骨移植材料として使用します。手術のときに摘出した大腿骨頭は，これらの方法をおこなうために，欠かすことのできない生体材料となっています。人工股関節再全置換術の骨欠損を補う方法として，大腿骨や臼蓋の同種骨移植（IBG）がなされています。

同種骨には「死体から採取する骨」の骨と「大腿骨頭から採取する骨」の骨頭の2つの種類があります。前者は，死体から採取する皮質骨の骨で北里大学とはちや整形外科に骨銀行があります。力学的な負荷がかかる皮質骨欠損では「死体から採取する皮質骨」の骨が必要となります。2つの施設の努力で多くの皮質骨が供給されています。後者は股関節手術のときに大腿骨頭を摘出して利用するものです。

著者が2005年に設立したNPO法人骨バンクネットワーク東海は，「大腿骨頭から採取する海面骨」の骨頭を年間約150個保存・供給している日本で最大のセンターです。変形性股関節症の手術時に摘出した骨頭または大腿骨頸部骨折の骨頭を，−80度の専用冷凍庫で保管し，人工股関節再置換術や脊椎手術に供給しています。

具体的な保存方法は手術中に大腿骨頭の採取をおこないます。手術前に患者さんから骨頭提供の同意をえます。感染症や，問題となる既往症がある患者さんの骨頭は除外します。患者さんの情報を専用ラベルに記入します（図3-17）。摘出時に細菌汚染のないことを確認し，ラベルを貼って速やかに骨バンクへ移送します。

保管方法は，既往症・感染症検査の記入を確認し，−80度の専用の冷凍庫に入れます。骨頭の支給は，依頼を受けて，適切な骨頭を選択し

NPO法人 骨バンクネットワーク東海
採取組織情報

BBN

採取組織の名称 ____________________

採取年月日(西暦) ________ 年 ____ 月 ____ 日

病院名 ____________________ 患者名は記入しないで下さい

患者ID ____________________ 生年月日 ____ 年 ____ 月 ____ 日

疾患名 ____________________ 手 術 名 ____________________

血液型 ________ 型 Rh ________ 性 別 男 ・ 女

●既往歴（○印をつけてください）

悪性腫瘍（－，＋）　結 核（－，＋）　膠 原 病（－，＋）

重篤な細菌性感染症（－，＋）　クロイツフェルト・ヤコブ病（－，＋）

代謝、内分泌疾患（－，＋）　脳外、脊髄手術歴(S48年～H9年)（－，＋）

ステロイドの使用（－，＋）

●感染症（○印をつけてください）

梅毒（－，＋，未検査）　HB（－，＋，未検査）　HC（－，＋，未検査）

HIV（－，＋，未検査）　HTLV-1(ATL)（－，＋，未検査）

●軟骨除去（○印をつけてください）

（済，未）

以下は記入しないで下さい。

ドナー番号 ____________________

図 3-17　骨バンクの専用ラベル

感染症や既往歴を確認して記入する

ます。使用する時は，解凍して骨頭は85度で滅菌後，細かく砕きます。

安全性をより高めるために2010年から，骨頭情報をコード化し，バーコードラベルを作成して管理しています。15ケタのバーコードとしました（**図 3-18**）。骨頭の情報を登録し，発行されたバーコードラベルを袋に貼りつけます。データベース上で適切な骨頭を選択し，バーコードスキャンして支給します。骨頭を使用後は，そのバーコードラベルとともに使用報告書を記載し骨バンクへの提出を義務づけています。

さらに2013年からは同種骨移植を受けた患者さんに移植後3か月で

バーコード登録管理システム

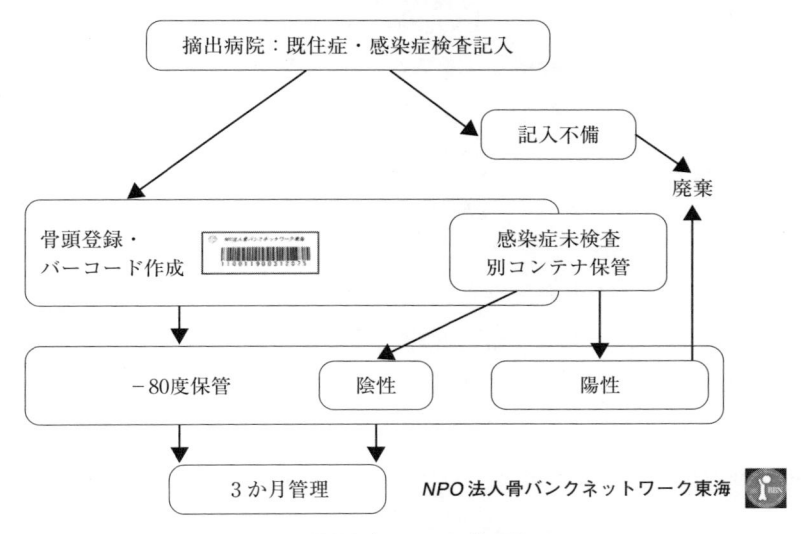

図 3-18　骨頭バーコード管理システム
骨頭の感染症や既往症のないことを確認後に 3 か月保管して，支給する

「感染症の検査」を輸血に準じておこなうことにしました。多くの施設でも同様に同種骨の安全性を確立できるように啓蒙活動をおこなっています。

21　ナビゲーションとロボット手術

　手術で股関節のコンポーネントを立体的に正確に設置するには高い技術が必要です。著者のように約 2000 例も人工関節を経験した外科医でも，100％正確な位置に設置することはできません。
　正確に設置できる手術ができれば，「脱臼の予防」や「コンポーネントの衝突」（インピンジメント）を防ぐことができ長期の成績が期待さ

れます。前に紹介しました漆谷の角度計は，上前腸骨棘に平行に設置することで正確なコンポーネントの設置が可能です。この角度計の設置には約5分間しかかかりません。手術前のCT画像をもとにしたナビゲーションでは骨表面をなぞると正確な設置が可能とされています。しかも設定（レジストレーション）のために手術時間は20分余分にかかります。さらにCT画像からの手術前の人工股関節設置位置の計画には少なくとも1時間はかかります。

著者らは，漆谷先生が開発した角度計（一台50万円）とCTをもとにしたナビゲーション（一台約2000万円）の比較で両者に差がないことを明らかにしました。ナビゲーションとして，どちらも正確な設置が可能です。2012年からナビゲーションを使用した人工関節手術は1件あたり2万円の医療費が算定されるようになりました。

もう一つの正確な手術の可能性はロボットです。ロボット手術は正確さにかけては人間とは比較になりません。ロボットが掘削したステムの骨切りの粗さは常に数十ミクロン以下と優れています。これに対して人間の骨切りの粗さは100ミクロン以下になることはありません。大腿骨のステムを隙間なく掘削する技術はロボットにはかないません。日本で2007年にロボットの使用が中止になったのは，ロボットが医療器械として厚生労働省の認可を受けていなかったからです。またロボットは忠実に作業ができますが，問題解決はできません。ロボット手術の問題は，ロボット自身で血管や神経を同定できません。人間の目で補助しないと，血管損傷や神経損傷をおこす可能性があります。

最近は柔らかさや硬さの判別ができる触覚を備えたロボットも開発されています。スイッチを入れただけで完璧な手術をおこなうロボットの完成が期待されています。しかし，まだ時間がかかりそうです。

第4章

特発性大腿骨頭壊死症

1　特発性大腿骨頭壊死症とは？

　特発性大腿骨頭壊死症（とくはつせいだいたいこっとうえししょう）は大腿骨の先端に行く血流が障害されて，骨頭の骨細胞が壊死してしまう原因不明の病気です。九州大学の西尾篤人教授により昭和58年から研究班が作られ，診断・治療の世界的な研究成果をあげています。平成4年から特定疾患として難病に指定されています。

　日本全国で毎年約2500人しか発症しないまれな病気です。誘因となるのはステロイドという薬とアルコール多飲があります（**表 4-1**）。そのほかに，全く原因がないものを狭義の特発性大腿骨頭壊死症といいます。

表 4-1　特発性大腿骨頭壊死症の原因

1	ステロイド性
2	アルコール性
3	狭義の特発性（全く原因がないもの）

表 4-2　二次性大腿骨頭壊死症
（特定疾患にならない）

1	外傷（脱臼，頸部骨折）
2	潜函病（潜水病）
3	鎌形赤血球症
4	ゴーシェ病
5	放射線治療後

それに対して骨頭壊死症の明らかな原因のあるものは二次性大腿骨壊死症と診断されます。外傷（脱臼，頸部骨折），潜函病（潜水病），鎌形赤血球症，ゴーシェ病などです（表 4-2）。

　男女とも年齢は 20〜60 歳までが多く，骨頭の壊死範囲が大きいと必ず関節破壊が進行して歩行障害をおこします。壊死の病変が小さい場合は長期間進行しないことがあります。したがって患者さんは正確な診断と治療について理解する必要があります。

　ステロイド性の骨頭壊死症になる原因疾患は，ステロイドを大量に使用する頻度が高い膠原病で多くみられます。とくに全身性エリテマトーデス（SLE），ネフローゼ症候群，特発性血小板減少性紫斑病（ITP）が主な疾患です。また腎移植や骨髄移植などの臓器移植でも晩期合併症として問題となっています。これらの疾患でもステロイドの投与量を最小限にする努力で，骨頭壊死症の発生頻度は減少してきました。

2　特発性大腿骨頭壊死症の診断基準

　特発性大腿骨頭壊死症の診断基準によって，壊死の範囲と病気の進行を診断できます（表 4-3）。壊死の大きさによって Type（タイプ）分類がなされています。臼蓋の荷重部を 3 つに分割して分類されています

表 4-3 特発性大腿骨頭壊死症の診断基準

X線所見
  1 骨頭圧潰またはクレセント徴候（骨頭軟骨下骨折線）
  2 骨頭内の帯状硬化像の形成
検査所見
  3 骨シンチグラム：骨頭のコールド・イン・ホット像（骨頭の集積がない）
  4 骨生検標本で修復反応層をともなう骨壊死像
  5 MRI：骨頭内帯状低信号域（T_1強調像）

    判定：上記5項目のうち2つ以上有するもの
    除外項目：腫瘍などを除外する

（図4-1）。タイプによって骨頭の破壊を予測することが可能です。

　タイプAは臼蓋荷重部を3等分した最も内側にある例です。骨頭の破壊が進行することはほとんどありません。タイプBは臼蓋荷重部を3等分した中央部にある例です。骨頭の破壊が2年以内に進行することはまれです。しかし，長期的には骨頭が破壊することがあります。タイプCは臼蓋荷重部を3等分した画外側部にある例です。タイプC1とC2はほとんどの破壊が急速に進行する可能性が高いです。

　病気の進行を表すステージ分類があります（**表4-4**）。ステージ1はレントゲンでは診断できませんが，MRIや骨シンチで診断できます（前掲図1-4，1-6）。ステージ2はレントゲンで帯状硬化像がみられる時期です。ステージ3は骨頭が圧潰する時期です。3mm未満のステージ3Aと3mm以上の圧潰を認めるステージ3Bがあります。さらに進行して軟骨の変化を認めるステージ4があります。

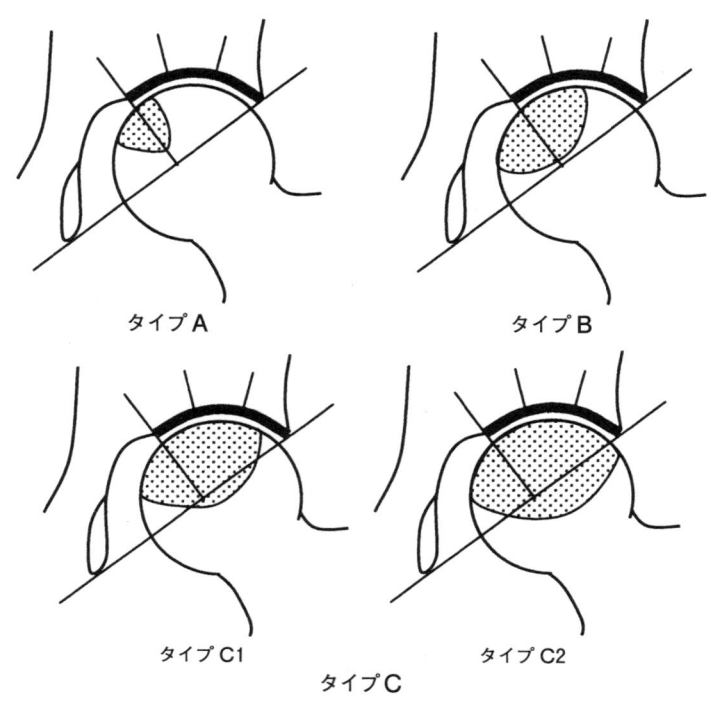

図 4-1　大腿骨頭壊死症の病型分類

タイプA　　　　　　　　タイプB

タイプC1　　　　　　　タイプC2
タイプC

臼蓋の荷重部を3等分して壊死の大きさを決める。大きいほうが骨頭の破壊が進行する
タイプA：荷重部の3分の1以下
タイプB：荷重部の3分の1より大きく3分の2以下
タイプC：3分の2以上。C2は骨頭壊死が臼蓋荷重部より外まである

表 4-4　特発性大腿骨頭壊死症の病期（ステージ）分類

ステージ1	レントゲンでは診断できませんが，MRIや骨シンチで診断できます。MRIでは帯状低信号域がみられることが特徴的です
ステージ2	レントゲンで帯状硬化像がみられる時期です
ステージ3	骨頭が圧潰（つぶれる）する時期です 3mm未満圧潰はステージ3Aで3mm以上の圧潰はステージ3Bです
ステージ4	さらに進行して軟骨の変化を認める時期です

3　特定疾患の申請はどうするか？

　特発性大腿骨頭壊死症は特定疾患となっています。特定疾患の申請をすることで医療費を軽減することができます。この書類は自己申請ですので，医療機関が勝手に提出することはありません。市町村の福祉課で申請書類をもらって，医療機関で書類を記入してもらいましょう。申請用紙がインターネットでダンロードできる自治体もあります。

　自己負担額は，外来での検査や治療は最小限度額です。入院して骨切り術や人工股関節の手術をする場合も，1か月間の入院の自己負担金が少なくてすみます。手術をする前に申請しましょう。ただし入院中の食費が必要です。特定疾患の継続のために毎年書類の提出が必要です。人工股関節に置換すると軽快したと認定されて特定疾患による医療費控除を受けることができません。

　人工股関節全置換術をおこなった場合で，症状がなくなった場合は軽快例として特定疾患の申請は受理されません。ただし悪化した場合は，再申請することが可能です。治療にかかわらず，股関節の機能障害が残った場合は，身体障害者手帳を別に申請することができます。

4　手術をしなくていいですか？

　手術は骨頭壊死の部位と大きさで決定します（図4-2）。患者さんは，診断基準から「どのタイプに分類されるか」を知りましょう。タイプA，タイプB（前掲図4-1）は骨頭が破壊される可能性が少ないので，様子をみることが可能です。

```
                 ┌──────────────┐
                 │レントゲン最大外転位│
                 │健常域1/3以上   │
                 └──────────────┘
            はい ↙        ↘ いいえ
    ┌──────────┐    ┌──────────────┐
    │弯曲内反骨切り術│    │レントゲンのラウエン│
    └──────────┘    │像前方（または後方）│
                     │健常域1/3以上    │
                     └──────────────┘
                   はい ↙      ↘ いいえ
            ┌──────────┐    ┌──────────┐
            │骨頭回転骨切り術│    │人工骨頭置換術│
            └──────────┘    │人工股関節全置換術│
                             └──────────┘
```

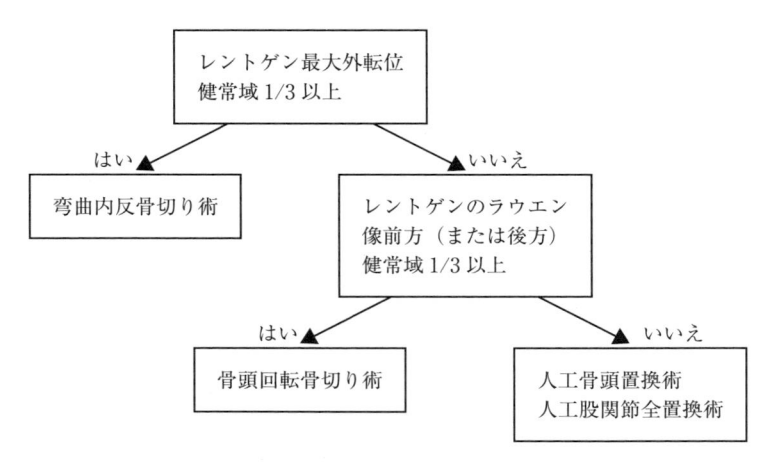

図 4-2　特発性大腿骨頭壊死症に対する治療方法

　しかし，自然経過の観察ではタイプCは92％が骨頭の破壊が進行するので手術が必要になります。手術の選択で，人工股関節を希望する患者さんは手術しないで待機することも可能です。タイプBは短期間の経過は良好です。しかし，タイプBでも発病後10年以上経過すると，進行期の変形性股関節症になることがあります。タイプCは前にも述べたように必ず骨頭が破壊されますので，骨頭壊死と診断がついたら，早いうちに治療法を専門医と相談しましょう。MRIを何度も撮って経過観察するだけでは，手術の時期が遅れてしまうことになります。

5　手術の選択

　タイプ分類とステージ分類によって治療方法を決定します（図4-2）。繰り返しになりますが，自然経過の研究からタイプAとタイプBは，骨頭の破壊が進行する可能性は低いので，手術をしないで様子を観察する

ことができます。痛みがある，一部のタイプBは手術が必要です。タイプCは骨頭の破壊が進行するので手術が必要となります。骨頭の壊れていない部分を使用して，骨切りが可能な場合は骨切り手術を選択します。人工股関節は再置換手術まで約20年ですので，50歳未満では骨切り術が可能かを検討します。50歳以上で，骨頭が壊れてから手術を希望する場合は人工骨頭置換術または人工股関節全置換術を選択します。人工股関節全置換術の場合で，支障が少なければ急いで手術する必要はありません。ただし，股関節機能の破壊が進行すると，膝や腰の痛みと変性が進行します。

　タイプ分類とステージ分類で手術方法を決定します。変形性股関節症になっていないステージ1～3までは骨切り術の適応があります。ステージ4の関節症になると骨切り術の適応は少なくなります。関節軟骨がなくなった患者さんは人工股関節全置換術が適応されます。ステージ3で関節軟骨がある場合は，人工骨頭置換術と人工股関節全置換術のどちらも選択があります。長期成績は人工股関節全置換術が良好であるとされています。人工股関節全置換術（人工骨頭）は耐用年数が約20年です。手術後は1年ごとの定期検診が必要です。

6　骨頭回転骨切り術

　九州大学の杉岡洋一教授によって開発された骨頭回転骨切り術は，骨頭の壊死部を前方または後方へ移動し，かわりに健常な部分を荷重部に移動するすぐれた手術方法です。骨頭を栄養する血管を障害しないで回転させて，健常な部分で体重を受けるようにします。整形外科の教科書にも手術方法は書いてありますが，誰もができる手術ではありません。技術レベルに達するのに時間を要しますので，ごく一部の股関節専門病

院でしかおこなわれていません。

　著者は，1989年から2013年までに300関節以上の骨頭回転骨切り術をおこないました。手術後10年での成績が良好な患者さんは約70％でした。骨頭回転骨切り術後に骨頭が変性して人工股関節に置換された患者さんは約15％でした。

　手術方法について説明します。手術前に油性ペンで左右を間違えないように手術側に皮膚切開予定の線を書いておきます。麻酔方法は全身麻酔または硬膜外麻酔を併用した全身麻酔で手術をおこないます。

　皮膚切開はオリエール皮膚切開，または大腿骨に沿った約20cmの皮膚切開とします（図4-3）。筋膜も同様に切開します。

　小転子を剝離して骨切りの部位を同定します。後方から短外旋筋を切離し，大腿方形筋を切離します。この大腿方形筋の下に栄養血管があるので傷害しないようにします（図4-4）。外閉鎖筋を切離します。

　中殿筋とともに大転子を切離して，関節包を切開します。関節包を輪状に切開します。最終的には関節包を全部切離します。大腿骨頭の壊死部を確認します。通常は上方，外側に壊死部を認めます。陥没しているものでは骨頭変形や軟骨のシワを認めます。手術前の計画で回転方向を決めておきます。回転は，より良い荷重部が得られる方向にします。

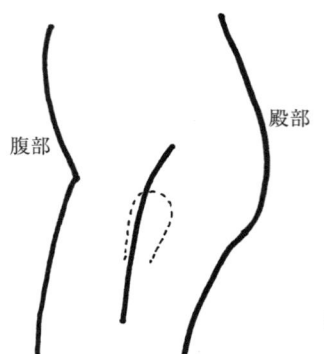

図4-3　大腿骨頭回転骨切り術の皮膚切開
左股関節。大腿骨に沿った約20cmの切開をおこなう

前方回転を説明します。骨切り部位をキルシュナー鋼線で計画します。レントゲン透視で決定して，小転子と転子間を骨切りします（図 4-5）。関節包を切離すると，骨頭回転が 90 度まで可能となります（図 4-6）。後方回転は 135 度まで回転が可能です。骨切り後に骨頭の近位部の骨切り部から出血していることで血流があることを確認できます。

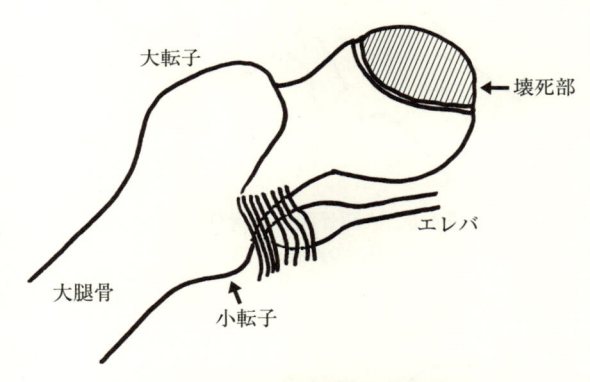

図 4-4　大腿骨頭回転骨切り術 1
エレバで大腿方形筋を切離する

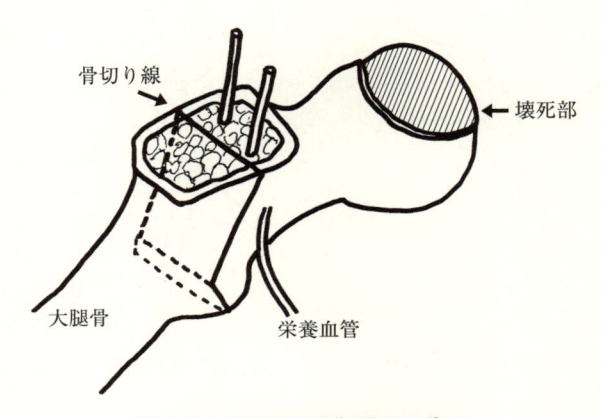

図 4-5　大腿骨頭回転骨切り術 2
骨切り線の作成

6　骨頭回転骨切り術

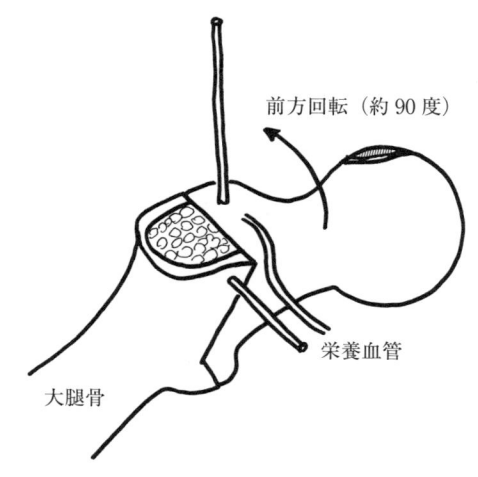

図 4-6 大腿骨頭回転骨切り術 3
骨頭の 90 度前方への回転

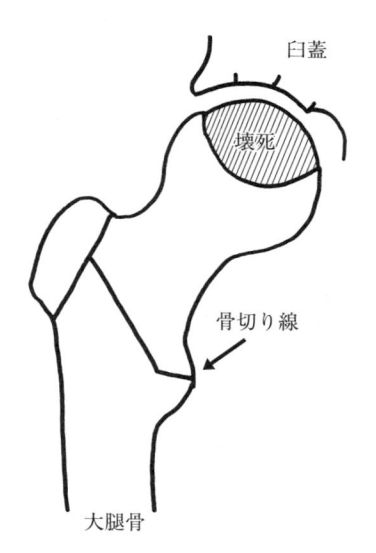

図 4-7 大腿骨頭回転骨切り術 4
骨切り線の作成

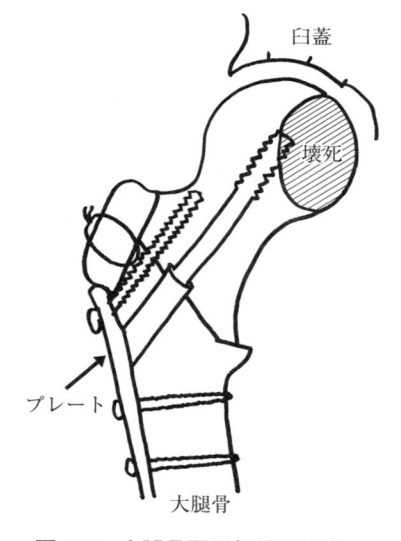

図 4-8 大腿骨頭回転骨切り術 5
骨頭の回転とプレートによる固定。内反するように作図する

回転後にプレートとネジ固定をおこないます（図 4-7，4-8）。大転子は金属ワイヤーで固定します。以前は大骨ラシで固定していました。ドレーンを入れて創を縫合します。この金属プレートは 1 年以上経過してから抜きます。

　手術時間は約 2 時間 30 分，手術中の出血 400 g です。手術後の早期の合併症は早期に陥没すること，骨癒合が遅延すること，感染がみられます。長期成績は良好で，10 年後の成績良好例は全体の 70％でした。

7　弯曲内反骨切り術

　弯曲内反（わんきょくないはん）骨切り術は，大転子の部分を丸く骨切りして，大腿骨頭を内反する手術です。大腿骨頭壊死症で大腿骨の外側部分に健常な部位がある場合に選択されます。骨頭回転骨切り術と比べて，手術は容易で，出血も少なくてすみます。ただし外側に健常な部分がないタイプ C2 などでは適応はありません。タイプ B とタイプ C1 が良い適応です。レントゲンで股関節を最大に開いて撮った像でタイプ B になる場合が良い適応です。さらに，陥没が少ない時期のほうが成績も良好です。

　著者は，1990 年から 2013 年までに約 150 関節の手術をしました。手術して 10 年後も成績が良好な患者さんは約 90％でした。弯曲内反骨切り術後に骨頭が変性して人工股関節に置換された患者さんは約 10％でした。骨頭回転と比べて成績が良好な理由は，対象となる患者さんの壊死範囲が小さいからです。

　手術方法について説明します。手術前に油性ペンで手術側に印をつけておきます。方法は全身麻酔または硬膜外麻酔を併用した全身麻酔で手術をおこないます。

皮膚切開は大腿骨に沿って縦に約20cmおこないます。筋膜も同様に切開します（図4-9A）。

小転子と大転子を剝離します。小転子の中心より5mm関節に近い部位で骨切りします。骨切りには骨切り専用のガイドを用います（図4-9B）。骨折しないように骨切りをノコギリでガイドに沿っておこないます。著者らは，新しい試みとして壊死部を除去して自分の骨を移植する方法をおこなっています。新しい方法は，骨切り部に穴をあけてトンネルを作成します（図4-10）。壊死部を除去した後に，腸骨から取った自家骨を打ち込みます。骨頭が陥没している場合は球形に整復することも可能です。自家骨移植は支持をおこなうとともに骨の再生を期待した手術です。

約30度の内反をレントゲン透視で確認した後に，プレートとネジ固定をおこないます（図4-11）。金属プレートは手術後1年以降に抜きます。

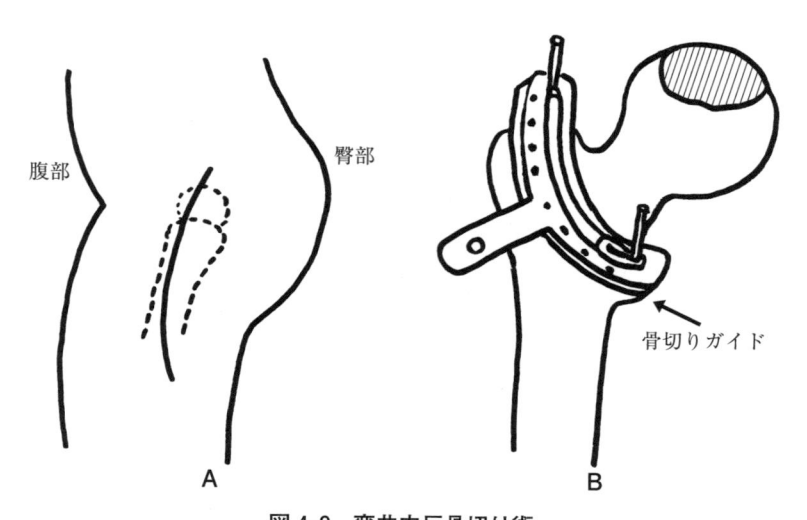

図4-9 弯曲内反骨切り術
A：皮膚切開，B：骨切りガイドを使用した骨切り術

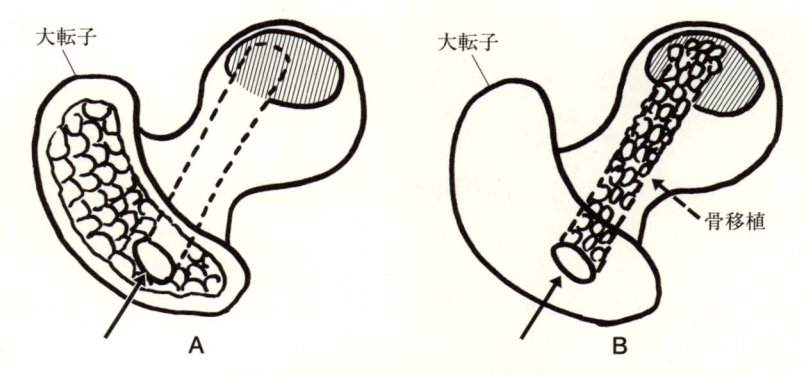

図 4-10　弯曲内反骨切り術の骨移植
A：大転子の骨切り部から壊死部へのトンネル作成（矢印）
B：トンネル部への腸骨からの骨移植（破線矢印）

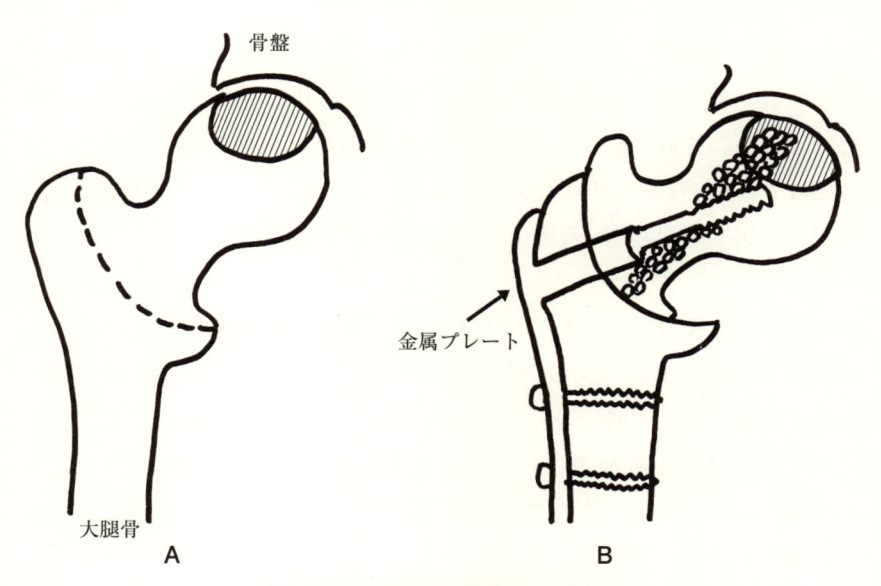

図 4-11　弯曲内反骨切り術の固定
A：手術前の骨切り線（点線）
B：金属プレートとネジによる固定

7　弯曲内反骨切り術　147

手術時間は1.5〜2時間，手術中の出血300gです。手術後の早期の合併症は骨癒合遅延がみられます。

8　血管柄付き骨移植術

血管を付けないで骨移植する方法と血管を付けて骨移植する方法がおこなわれています。また骨は腸骨（骨盤の骨）と腓骨が多く用いられています。壊死部を除去して生きた骨を壊死部に入れるという手術です。良好な成績が報告されています。ただし，壊死部が移動しないので，最終的には壊死部がつぶれて関節症をきたす可能性があります。著者らは1984年から1990年までに31関節の手術をしました。手術後15年後の最終の成績が良好な患者さんは約20％しかありませんでした。この方法では壊死の位置が変化しませんので，長期には関節軟骨が変性します。手術後10年から人工関節に置換する患者さんが増加してきました。したがって1991年以降に著者は，血管柄付き骨移植をおこなっていません。

血管柄付き腸骨移植術について説明します。手術は仰向けでおこないます。股関節前方から大腿骨頸部に到達します（図4-12）。大腿骨頸部から壊死部に向けて骨トンネルを作成します。壊死部を切除します。腸骨から浅腸骨回旋動静脈を付けて移植骨を作成します（図4-13）。血管を損傷しないように丁寧な操作が必要です。作成された移植骨はトンネルを通して骨頭に移植します。

手術時間は3時間，手術中の出血300gです。手術後の早期の合併症は骨癒合遅延，大腿外側皮神経麻痺がみられます。

腓骨の移植の場合は血管縫合が必要になります。微小血管縫合（マイクロサージャリー）の技術が必要です。

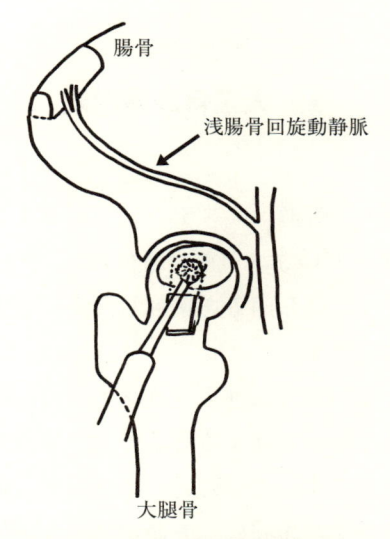

図 4-12　腸骨血管柄付き骨移植 1
ドリルで壊死部を除き，腸骨から骨移植をおこなう

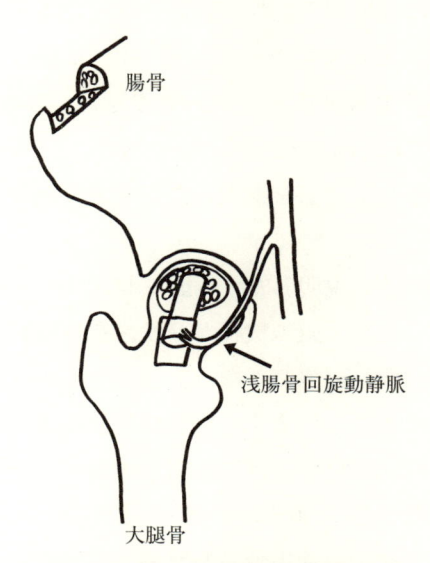

図 4-13　腸骨血管柄付き骨移植 2
壊死部へ血管をつけた骨移植をおこなう

8　血管柄付き骨移植術

9　人工骨頭置換術

　二重ベアリング型人工骨頭は，ステムと骨頭および骨頭と連結したアウターシェルからなっています（前掲図 3-7A）。変形性関節症に使用されたこともあります。しかし臼蓋を掘削した人工骨頭は上方および内方に移動して痛みを生じます。

　骨切り術の適応がない場合に選択されます。骨頭壊死症によって壊れた関節を切除して人工物で置換する方法です。骨盤側を取り換えない手術が，人工骨頭置換術です。これに対して骨盤側も取り換える方法は，人工股関節全置換術です。現在は，骨頭壊死症で関節軟骨の障害が少ないステージ 2 またはステージ 3A が良い適応です。ステージ 3B またはステージ 4 のように骨盤側の軟骨が障害されている場合は，人工股関節のほうがより良い結果がえられます。手術後 10 年以内の治療成績は人工骨頭も人工股関節全置換術も差がありません。しかし 10 年以上経過すると，人工骨頭では臼蓋に骨頭が上方に移動して成績が劣ることがあります。したがって人工関節を選択したほうが長期の成績は期待できます。

　人工骨頭の手術方法を説明します（図 4-14）。

　手術前に使用する人工骨頭の機種とサイズを作図によって決定しておくことが重要です。側臥位でおこなう方法を中心に説明します。腰椎麻酔または全身麻酔でおこないます。皮膚切開は後方進入法で大転子後方を約 10cm とします。筋膜も同様に切開します。外旋筋と関節包を切離します。骨頭を脱臼させて頸部で骨切りします。

　臼蓋の処置をしません。摘出骨頭を計測して，骨頭のサイズ（アウターシェル）を決定します。ステムは，頸部の外側に穴をあけて，この部

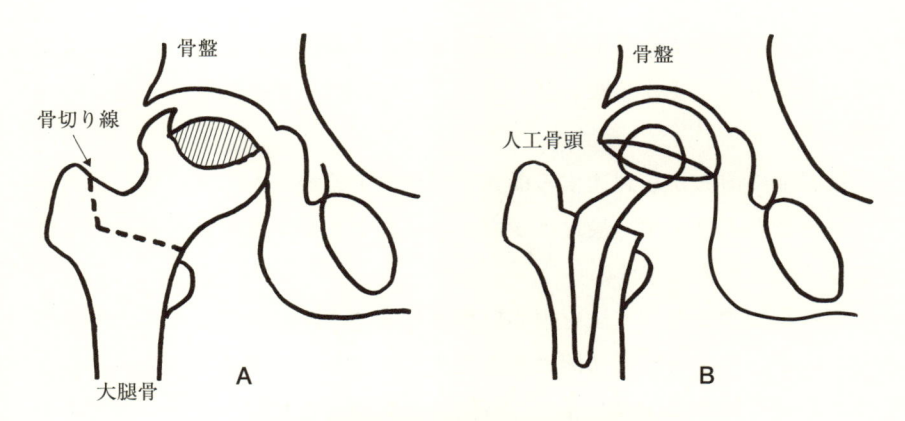

図 4-14　壊死症に対する人工骨頭置換術
A：手術前の骨切り線（点線）
B：バイポーラー人工骨頭置換術後。軟骨の変性がある場合は人工股関節の適応

位から髄腔をラスプで削ります。適切なサイズまで繰り返して削ります。サイズが適切な場合はトライアル骨頭とネックを装着して安定性を検査します。安定している場合は本物の人工骨頭を固定します。セメントを使用する場合は，大腿骨髄腔をきれいにして，骨プラグを用いてセメントの注入する圧力を高めます。

　洗浄後にドレーンを入れて創を縫合して手術は終了となります。手術時間は 1 時間で，手術中の出血は約 300 g です。

10　人工股関節全置換術

　人工股関節全置換術の手術方法を説明します。人工股関節の種類はさまざまなものがあります（**第 3 章 10** の項を参照）。基本構造は，臼蓋側を置換するソケットと大腿骨側に挿入するステムと骨頭の 3 つで構成されています（前掲**図 3-1B**）。

手術前に使用する人工関節の機種とサイズを作図によって決定しておくことが重要です。頸部を長くすることで脚の長さを調整することが可能です。
　股関節の前方から到達する前方アプローチと後方から到達する後方アプローチがあります。最近は少なくなりましたが，大転子を切離しておこなう方法もあります。
　側臥位でおこなう方法を中心に説明します。腰椎麻酔または全身麻酔でおこないます。皮膚切開は後方進入法で大転子後方を約 10 cm とします。筋膜も同様に切開します。外旋筋と関節包を切離します。骨頭を脱臼させて頸部で骨切りします。まず臼蓋を掘削（リーミング）します。予定のサイズまで掘削します。セメントを使用しないソケットでは金属臼蓋（アウター）を打ち込んで固定します。金属臼蓋の内側のソケット（インナー）を打ち込んで固定します。セメントを使用しないインナーは超高分子ポリエチレン（UHMWPE），セラミックス，金属の３種類があります。摩耗が少ないクロスリンク・ポリエチレンが最も多く使用されています。
　セメントを使用する場合はセメントを臼蓋に圧力をかけて注入し，セメントの上にソケットを固定します。金属臼蓋（アウター）からはみ出た骨を丁寧に切除します。骨を削ることで脱臼がおこりにくくなります。臼蓋はこれで完成です。
　大腿骨側の手術は，頸部の外側に穴をあけて，この部位から髄腔をラスプで削ります。適切なサイズまで繰り返して削ります。サイズが適切な場合は骨頭とネックを装着して安定性を検査します。安定している場合は，股関節を屈曲 90 度した状態で 80 度内旋しても脱臼しません。脱臼する場合には骨や軟部組織を切除して，脱臼しないようにします。切離した関節包や短外旋筋を再度縫合することで股関節をさらに安定にします。

セメントを使用する場合は，大腿骨髄腔をきれいにして，骨プラグを用いてセメントの注入する圧力を高めます。洗浄後にドレーンを入れて創を縫合して手術は終了となります。手術時間は約1.5時間で，手術中の出血は約300gです。セメント使用の場合は手術時間が30分多くなります。

11　リハビリテーション

　人工骨頭置換術や人工股関節全置換術は，手術後全体重をかけて歩行することができるので超早期のリハビリが可能です。しかし，骨切り術では，骨が癒合する1か月半までは，全体重をかけることができないのでリハビリに時間がかかります。

　まず人工股関節全置換術のリハビリについて述べます。人工股関節全置換術や人工骨頭置換術をおこなう3か月前から股関節の周囲筋の強化を開始します。必ず手術前に可動域訓練と筋力強化の指導を受けて，訓練をおこなってください。手術前に筋力強化をおこなっておくと手術後の回復が順調となります。

　手術直後から足関節の背屈運動や股関節の屈曲伸展運動を開始します。変形性股関節症と同様に24時間以内に起立して，歩行を開始します。手術後は体重を可能なかぎりかけて歩くことで肺塞栓症を予防できます。

　手術後の計画は，手術後2週間で杖1本使用して歩行できれば退院許可としています。手術前に杖を使わずに歩けた患者さんは，手術後1週間以内に80m以上は歩行できるようになります。手術後1週間後に退院も可能となります。

　骨頭回転骨切り術と弯曲内反骨切り術は，骨切り部が癒合するのに1～2か月は必要ですから，荷重は徐々に開始します。血管柄付き腸骨

移植術でも同様です。手術直後に10kgの荷重，手術後3週間で20kgの荷重にしています。早期に体重をかけると骨切り部が離解し，角度が変化することがあります。入院は約1か月必要です。松葉杖を使わなくてよくなるのは手術後4か月です。

12　手術後に守ること

　手術後は，1年に1回は専門医による診察とレントゲン評価を受けましょう。人工骨頭置換術と人工股関節全置換術は耐用性が15〜20年とされています。人工関節（人工骨頭）は少しぐらい異常があっても症状は全くありません。痛みが現れるのは，股関節周辺の骨が大きく破壊されてからです。検診によって早期に異常を発見でき，最小限の処置ですませることが可能です。

　転勤などで遠くへ転居した場合や主治医が退職したり，転勤したりしても定期的に受診をしましょう。転居する前に手術前と手術直後のレントゲンのコピー，手術記録を含めた資料を入手し，信頼できる次の主治医を紹介してもらいましょう。

　手術後も筋力トレーニングを継続しておこなうことが重要です。また体重のコントロールもおこなってください。

第5章

大腿骨近位部骨折

1　どうしたら骨折を予防できるか？

　高齢者の増加にともない，大腿骨近位部（だいたいこつきんいぶ）の骨折（またの付け根の骨折）が激増しています。2012年の1年間に日本全国で約17万人がこの骨折をしたと推定されています。さらに増加して10年後には1年間に日本全国で約20万人以上がこの骨折をすると予測されています。骨粗鬆症（こつそしょうしょう）でスカスカになって弱くなっている大腿骨が，転倒で折れてしまうことです。70歳以上で転倒によって脚の付け根が痛いという患者さんは大腿骨近位部骨折を最も疑います。日本では骨粗鬆症の薬が広く使用されるようになったにもかかわらず，骨折は増加しています。

　病院のベッドがこの骨折患者でいっぱいになり，治療に必要な医療費も急速に増加しています。「どうしたら大腿骨近位部骨折を予防できるか？」「どのように骨折を治療して，速やかに患者さんの歩行能力を回復するか？」は大問題となっています。

　大腿骨近位部骨折をした患者さんの平均年齢は約80歳，男女比は男

性1に対して女性4で，女性に多いけがです。骨折後1年間に死亡する確率は約10～20％もあります。また歩行能力も骨折する前の80％以下になってしまいます。高齢者（とくに85歳以上）であるほど死亡率は高くなり，けがをした後の歩行障害もさらに高度になります。

　大腿骨近位部骨折を起こす原因としての骨粗鬆症，転倒，骨折の診断と治療について説明します。

2　骨粗鬆症

　骨のカルシウムの絶対的な減少を骨粗鬆症と定義します（**表5-1**）。若年成人平均値（YAM）の70％未満は骨粗鬆症と診断されます。診断には二重エネルギーX線吸収測定法（DEXA）や超音波検査などがあります。骨は破骨細胞によって壊されて，骨芽細胞によって形成されています。骨を壊す量が増え，骨を作る能力が低下すると体にあるカルシウムの量は減ります。

　体の中にあるカルシウムの量は15歳から20歳で最高値に達します。したがって若いときにカルシウムの摂取量が少ないと体に蓄積されているカルシウム量は少ないことになります。女性では40歳を過ぎると女性ホルモンが減少して体の中のカルシウム量が急激に減少します。カル

表5-1　骨粗鬆症の診断基準

Ⅰ　脆弱性骨折あり（軽い力で発生した非外傷性骨折あり）
Ⅱ　脆弱性骨折なし（骨密度値による分類） 　　正常：若年成人平均値の80％以上 　　骨量減少：若年成人平均値の70％以上80％未満 　　骨粗鬆症：若年成人平均値の70％未満

シウムの代謝の研究は，40歳から60歳までのカルシウムの出入りが多い高回転型と70歳以上のカルシウムの低回転型に分類されています。

　骨粗鬆症の予防には，カルシウムの摂取，適切な運動を若いときから心がけることが重要です。治療薬には破骨細胞の働きを阻害するビスフォスフォネート，骨形成を促進する女性ホルモン，ビタミンD，ビタミンKや副甲状腺ホルモン（PTH）が効果的です。10年前と比べて，明らかな骨量増加がえられる薬が発売されています。まだ市販薬にはありません。大腿骨近位部骨折に有効であるという根拠があるビスフォスフォネートはアレンドロネート(商品名フォサマック®，ボナロン®)とリセドロネート(商品名ベネット®，アクトネル®)だけです。他のビスフォスフォネートは有効性が検証されていません。オーストラリアや北欧の研究ではビスフォスフォネートの処方量に比例して大腿骨近位部骨折の頻度が低下しています。日本ではまだ減少は確認されていません。

　ビスフォスフォネートによる合併症には「顎骨壊死」や「非定型大腿骨骨折」があります。この合併症の頻度はきわめて低いので，この薬を継続して使用するほうが利益が大きいといえます。怖がって薬を中止していると骨折して治療が必要になります。

　顎骨壊死の原因は明らかではなく，予防のためには歯科治療前の3か月以上のビスフォスフォネート製剤の服薬中止がすすめられています。

3　転倒について

　骨がもろくても，転倒しなければ骨折しません。骨粗鬆症で最も発生する骨折は背骨の骨（椎体骨折），とう骨遠位端骨折，上腕骨外科頸骨折，大腿骨近位部骨折です。そのうち大腿骨近位部骨折は，歩行が困難となる最も問題が多い骨折です。

高齢者では，転倒がよくみられます。上手に転べば，大腿骨近位部の骨折をおこしません。転倒する原因は，心臓疾患や神経疾患などの内科的疾患，すべりやすい環境，睡眠薬などの筋肉の弛緩をおこす薬などがあります。転倒予防のために対応できる原因への対策をおこないましょう。普段から転倒しにくい平衡機能や筋力を作っておくことが重要です。

4　診　断

　70歳以上の高齢者が転倒した場合は，この骨折を考えて診断します。骨折による痛みによって股関節を動かすことができません。骨がずれていない場合は，症状が軽度です。「歩いているから」という理由で骨折がないとは診断できません。正確な診断にはレントゲン撮影が必要です。正面だけでなく側面のレントゲン撮影が必要です。
　大腿骨近位部の骨折は部位によって①頸部骨折，②転子部骨折，③転子下骨折，④骨頭下骨折に分類されます（図5-1）。頸部骨折は約40％，転子部骨折は約40％の頻度でみられます。そのほかの転子下や頸基部などの骨折は約20％です。骨折の診断によって治療方法が決定されます。
　最も多い頸部骨折はガーデンによって4型に分類されています。転位の少ない1型，2型と転位がみられる3型，4型に分類されます（図5-2）。転子部骨折も単純骨折と粉砕骨折に分類されます（図5-3）。
　レントゲンで骨折が明らかでない場合で，骨折が疑われる場合はMRIで骨折を診断します。前に述べましたが骨折していても歩行が可能であることがあるので，正確な診断が必要です。

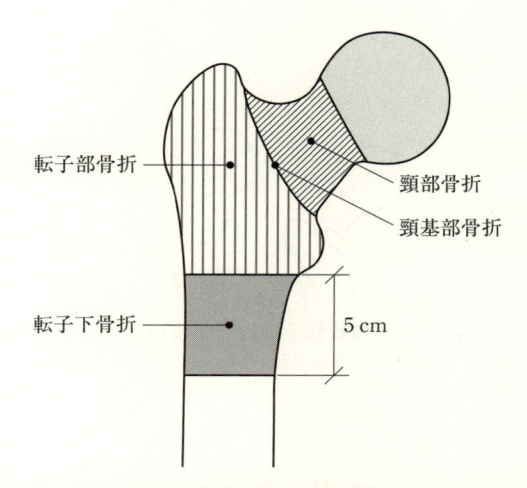

図 5-1　大腿骨近位部骨折の骨折位置による分類
大腿骨頸部骨折（内側骨折）が約 40％，大腿骨転子部骨折（外側骨折）が約 40％をしめる。85 歳以上の高齢者では大腿骨転子部骨折が増加する

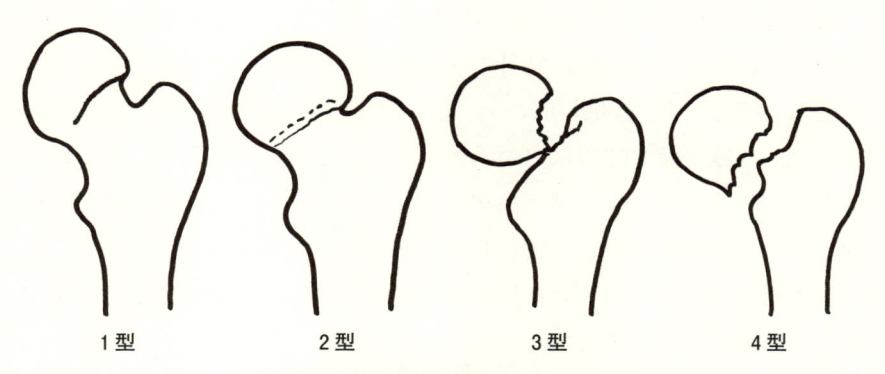

図 5-2　大腿骨頸部骨折のガーデン分類
安定型（1 と 2），不安定型（3 と 4）に分類される。安定型は骨接合，不安定型は人工骨頭が選択される

4　診断

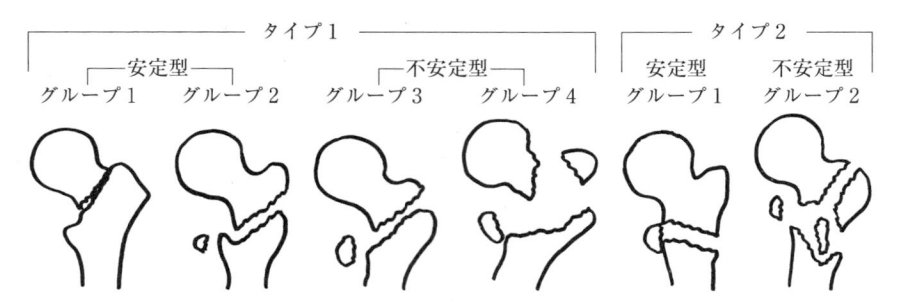

図 5-3 大腿骨転子部骨折のエバンス分類
タイプ 1：骨折線は小転子付近から外側近位へ向かう（さらにグループ 1〜4 に分類される）とタイプ 2：骨折線は小転子付近から外側遠位に向かう（さらにグループ 1，2 に分類される）。安定型と不安定型に分類される

5　治療方法

　大腿骨近位部骨折はできるだけ早期に手術することが必要です。スウェーデンのルンド大学整形外科のトングレン教授やヴィングストランド教授らと日本の近位部骨折について共同研究してきました。2013 年の現状は，北欧では 8 時間以内の手術が手術した後の成績向上につながることを報告しています。著者らのグループは 20 年以上も前から「24 時間以内の手術」を提唱し，実行してきました。著者らの研究では 3 日以内に手術をおこなえば，それ以降の手術と比べて死亡率は低下し，歩行能力に有意に改善しました。

　骨折の分類が正確になされれば治療の方法は決定できます。手術による治療は早期に歩行が可能であるので，手術を選択します。手術がすすめられる理由は，骨折の整復固定手術や人工骨頭手術が選択することで，早期にリハビリが可能になり，歩行能力を速やかに回復させることができるからです。

表5-2　大腿骨近位部骨折で発生する合併症

1	肺塞栓（血栓症）
2	大血管損傷
3	神経損傷
4	創部感染
5	内科疾患の増悪
6	誤嚥性肺炎
7	心不全
8	床ずれ（褥瘡）
9	筋力低下

　もちろん手術しない治療も選択は可能です。しかし手術をしないと痛みのためにリハビリどころか寝返りもできません。手術しないと患者さんは，骨折後に約1か月以上もベッドで安静を強いられます。長期の安静で歩行ができなくなってしまします。

　手術の合併症（表5-2）は，他の股関節の病気でもみられる肺塞栓症（静脈血栓症），大血管損傷，神経麻痺，感染が最も重篤です。手術用具に起因する骨折のずれや固定用具の破たんもおこる可能性があります。患者さんは高齢者が多いので，とこずれ，誤嚥性肺炎，尿路感染などもおこります。1週間もベッドで安静にすると，歩行できるまでに1か月以上も要します。

6　手術の選択

　上記のとおり，手術をして速やかに機能を改善されることをおすすめします。その理由を次に述べます。手術する最大の利点は，①骨折の整復固定手術や人工骨頭手術を選択することで，早期にリハビリが可能に

なります。②歩行訓練をすぐに開始することができ，歩行能力を速やかに回復させることができます。大腿骨近位部骨折の治療の大原則は，24時間以内に手術して歩行訓練を開始することです。手術できないのはⓐ重篤な病気がある場合，ⓑ患者さんや患者さん家族が手術を希望しない場合です。手術の欠点は他の手術と同様に肺塞栓症，大血管損傷，神経損傷，感染などが1％程度の確率でおこることです。高齢者におこりやすい合併症や麻酔，固定器具や人工骨頭にともなう骨折や脱臼などの可能性も数％おこります。

　手術できない場合は，すでにある患者さんの病気が悪化する可能性が高く死亡率も高くなります。抗凝固剤（血液が固まるのを防ぐ薬）の抗凝固薬（商品名ワーファリン®やアスピリン®）などを使用している場合は，薬の効果がなくなる数日から1週間も手術を待機する必要があります。

　手術を希望しない場合は，手術にともなう危険はなくなります。しかし骨折部が痛くて運動はできません。約1か月はベッドで安静にしなければなりません。骨折したままでは，1週間は痛くて車イスにも乗れません。骨の癒合が良好なら1か月以上経過してから歩行することが許可されます。骨折の癒合が完成する2〜3か月間は入院が必要です。しかし現実的には入院できる施設がありません。

　治療方法の選択は骨折の分類によっておこなわれます。

　大腿骨頸部骨折のガーデン分類で1型と2型（前掲図5-2）は原則的に骨接合術をおこないます。骨折部を動かないように固定して，骨折部の癒合を促進するものです。骨折のずれが大きいガーデン分類で3型，4型は整復固定することが困難で，癒合遅延や骨頭壊死などの合併症をおこすので人工骨頭が選択されます（図5-4）。セメント使用とセメントレス（セメント非使用）の機種があります。肺塞栓症を心配してセメントを使用しない人工骨頭が増加しています。人工股関節全置換術は，二

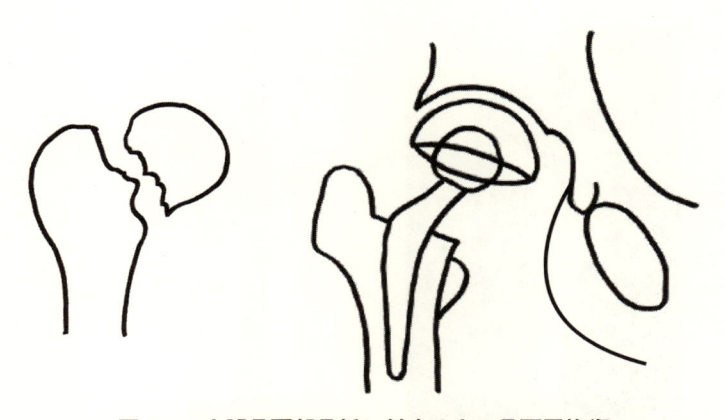

図 5-4 大腿骨頸部骨折に対する人工骨頭置換術
人工骨頭には，さまざまな種類があります。セメント使用とセメントレス（非使用）があります

次的に骨頭壊死や関節症変化をおこした患者さんに対しておこなわれます。

　大腿骨転子部骨折は骨癒合する可能性が高いので骨接合術がおこなわれます。転子部骨折は，コンプレッション・ヒップ・スクリュー（CHS）やガンマネールなどで固定されます（**図5-5**）。転子部骨折に人工骨頭は使用されることはほとんどありません。

　骨の癒合遅延や変形など骨折の治療にともなう合併症がおこります。また，股関節の手術と同様な肺塞栓（血栓症），大血管損傷，神経損傷，感染などの重篤な合併症がおこる可能性があります。患者さんは，糖尿病や高血圧などの内科疾患の治療をしていることも多く，コントロール状態や抗血栓薬の使用の有無を速やかに評価して手術を決定します。コントロールが不良な場合は，手術を早急におこなうことはできません。コントロールが良好なら，これらの合併症を考慮しても早期に手術することが推奨されます。

　手術しないことを選択することも可能です。認知症などがあって，患

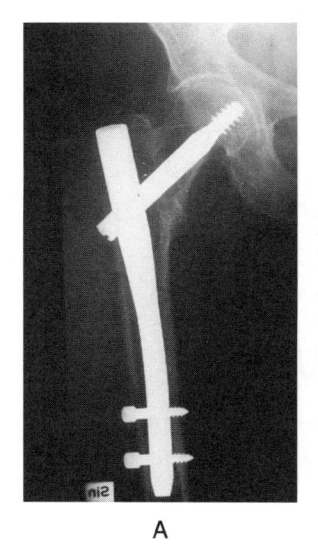

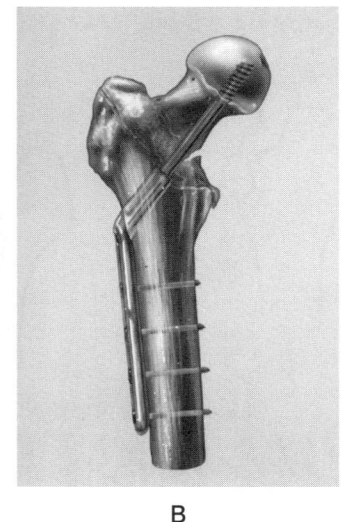

図 5-5　大腿骨転子間骨折の固定
A：ガンマネール，B：コンプレッション・ヒップ・スクリュー（CHS）などが使用されます

者さんが意思決定できない場合は，家族が治療の選択を求められます。しかし手術をしないことでおこる合併症として肺炎，床ずれ，筋力低下，寝たきりなどがあります。これらはさらに深刻な問題です。手術しない患者さんは死亡率も高くなります。

7　クリニカルパス──入院治療のながれ

　骨接合術と人工骨頭置換術のクリニカルパスについて説明します。外来で骨折が診断されたときから手術に向けての準備（疼痛の緩和，脱水の治療，治療法の説明）がなされます。

1) 骨接合術

　手術を待っている間は，患者さんの機能回復は望めません。したがって早期の機能回復と肺塞栓・血栓症の予防のためにも骨接合術は可能なかぎり24時間以内に手術を予定します。手術前に一般的な血液・生化学的評価と呼吸機能，心臓機能を評価します。合併症がある場合は，使用している薬剤と合併症のコントロール状態を評価します。安全性が確認できれば予定どおり手術を計画します。手術する前から，2週間後に転院するリハビリのための病院を決定します。

　手術当日：麻酔は腰椎麻酔や硬膜外麻酔が選択されます。骨折を固定する用具は金属ねじや金属のプレートとねじ，髄内固定（大腿骨内へ金属を入れて固定する）などの方法があります。できるだけ固定性がよく簡便な方法が使用されます。

　頸部骨折のスクリュー固定では手術時間も約30分で終了します。手術は骨折を整復して固定します。整形外科医は可能なかぎり骨折のずれを整復してよい位置に戻します。転子部骨折ではガンマネールやコンプレッション・ヒップ・スクリューでも1時間以内で手術は終了します。出血量も200g未満ですみます。輸血が必要になることはまれです。麻酔も含めて約2時間で手術室から病室に帰ります。腰からの麻酔（腰椎麻酔または硬膜外麻酔）の場合は，股関節部の痛みはほとんどありません。麻酔が効いている4，5時間は，足首を動かすことや，膝を曲げ伸ばしできません。病室では，体には点滴，血液が股関節内に貯留しないようにするドレーン，尿道カテーテル，フットポンプ，血栓予防のストッキング，酸素マスク，酸素濃度モニター，心電図が設置されます。これらの用具は手術後48時間以内にすべて除去されます。

　手術翌日から24時間以内に立位歩行訓練が開始されます。まずベッドサイドに立ちます。次いで歩行器を使用して歩行します。1週間すると2本杖で安定した歩行が可能となります。術後10日で縫合した糸を

抜糸します。約7〜14日でリハビリ病院へ転院となります。その後はリハビリ病院で1〜2か月リハビリを行います。

　歩行能力の回復は，年齢によって異なります。80歳の患者さんで手術前に屋内歩行が可能であった患者さんは，約65％は屋外の自立した歩行が可能となります。しかし残りの約35％は屋外の自立した歩行はできません。

2）人工骨頭置換術

　手術前に一般的な血液・生化学的評価と呼吸機能，心臓機能を評価します。合併症がある場合は，使用している薬剤と合併症のコントロール状態を評価します。疾患が安定していれば予定どおり手術を計画します。手術する前から，リハビリのための病院を決定します。

　なるべく早期に手術を予定します。骨頭を人工骨頭で置換します。人工骨頭はステムと骨頭および骨頭と連結したアウターシェルからなっています（前掲図3-7，5-4）。手術前に使用する人工骨頭の機種とサイズを作図によって決定しておきます。

　側臥位でおこなう方法を中心に説明します。腰椎麻酔または全身麻酔でおこないます。皮膚切開は後方侵入法で大転子後方を約10cmとします。筋膜も同様に切開します。外旋筋と関節包を切離します。骨頭を脱臼させて頸部で骨切りします。

　原則的には臼蓋の処置をしません。摘出骨頭を計測して，骨頭のサイズ（アウターシェル）を決定します。

　ステムは，頸部の外側に穴をあけて，この部位から髄腔をラスプで削ります。適切なサイズまで繰り返して削ります。サイズが適切な場合はトライアル骨頭とネックを装着して安定性を検査します。安定している場合は本物の人工骨頭を固定します。

　骨を削っただけでステムを打ち込むセメントを使用しない人工骨頭も

多く使用されています。セメントを使用する場合は，大腿骨髄腔をきれいにして，骨プラグを用いてセメントの注入する圧力を高めます。セメントによる肺塞栓が発生する報告があります。しかし，セメントを使用しない人工骨頭は，肺塞栓の発生率は低下しますが，骨粗鬆症のために固定性がえられないことも少なくありません。セメントを使用しない場合は，結果として痛みや沈下のために再度手術しなければならないことがあります。著者は，セメントを使用した方が総合的な成績がよいのでセメントのステムの使用を推奨しています。

　洗浄後にドレーンを入れて，創を縫合して手術は終了となります。手術時間は約1時間で，手術中の出血は約300gです。輸血が必要になることはまれです。骨接合よりは大きな手術です。麻酔も含めて約3時間で病室に帰ります。腰からの麻酔（腰椎麻酔または硬膜外麻酔）の場合は，股関節部の痛みはほとんどありません。麻酔が効いている4，5時間は，足首を動かすことや，膝を曲げ伸ばしできません。病室では，体には点滴，血液が股関節内に貯留しないようにするドレーン，尿道カテーテル，フットポンプ，血栓予防のストッキング，酸素マスク，酸素濃度モニター，心電図が設置されます。これらの用具は手術後48時間以内にすべて除去されます。

　手術翌日から24時間以内に立位歩行訓練が開始されます。まずベッドサイドに立ちます。骨折と比べて痛みは少ないです。人工骨頭は術後回復が早く1週間すると2本杖で安定した歩行が可能となります。術後10日で縫合した糸を抜糸します。約14日でリハビリ病院へ転院となります。直接自宅へ退院することも可能です。リハビリ病院へ転院した場合は約1か月リハビリを行います。

　歩行能力の回復は，年齢によって異なります。平均80歳の患者さんで手術前に屋内歩行が可能であった患者さんは，約70％は屋内の歩行が可能となります。しかし残りの約30％は歩行能力が低下します。

8　リハビリテーション

　手術前から下肢の訓練をしておくことで，血栓症の予防と筋力の低下を予防することができます。手術後は痛みが強くならない範囲で可動域訓練と筋力強化訓練をおこないます。手術後の痛みは3か月以内にほぼなくなります。3か月経っても痛みがある場合は，整形外科の専門医で相談してください。骨折部に問題がない場合は，積極的な歩行や筋力訓練をおこなってください。固定したねじの突出や穿孔，人工骨頭の移動で痛みがある場合は，ねじを抜く手術が必要な場合があります。人工骨頭のゆるみのために手術が必要になることもあります。

　自宅へ退院する場合で障害がある場合は，トイレ，風呂や段差の改築をする必要があります。介護保険で在宅介護や通所リハビリテーションなどの認定を受けることができます。ベッドや車イスなども借りることができます。

9　手術後に守ること

　手術した後は年1回の定期検診が必要です。とくに人工骨頭では骨溶解（骨が溶ける）やゆるみ，骨頭の移動などを生じることがあります。通常は手術後10年経過すると異常がおこる頻度が高くなります。異常があっても多くの患者さんは症状がありません。しかし症状が出てからでは手遅れになります。年1回の整形外科専門医への定期的な受診が必要です。

　骨粗鬆症の患者さんは，ビスフォスフォネート製剤（アレンドロネー

トまたはリソドロネート）を服用することをおすすめします。脊椎骨折や反対側の大腿骨近位部骨折の予防に有用とされています。またカルシウムの摂取やバランスのよい食事を心がけてください。筋力低下を防ぐために，なるべく外に出て運動してください。

索　引

あ　行

RA 因子　11
アウター　152
アグリカン　53
亜脱臼　13
アルコール　4
アルミナ　111
意識消失　37
異常音　127
医療控除　86
医療費　85, 123
飲酒歴　4
院内感染　126
　　──対策　85
インピンジメント症候群（FAI）　3, 133
AHI　13, 56
液状保存法　32
エコノミークラス症候群　36
エバンス分類　160
エホバの証人　34
MRI　7, 56
MMP-3 検査　11
エリスロポエチン　32
遠位化　66, 76

か　行

ガーデン分類　159, 162
介護保険　128, 168

外傷　136
外旋筋群　115
外側回旋動静脈　51
外側広筋　63
外側大腿皮神経　84
外腸骨動（静）脈　35, 51
回転方向　142
ガイド　146
外反骨切り術　73
核磁気共鳴像　→ MRI
角度計　113
下肢痛　1
カスタムメイド　22
顎骨壊死　157
合併症　26, 28, 34, 99, 123
　　──の予防　82
可動域　3
　　──訓練　27, 63
化膿性股関節炎　2
鎌形赤血球症　136
カルシウム　130, 156
寛骨臼移動術　20, 76
寛骨臼回転骨切り術（RAO）　66
関節鏡手術　23
関節唇　3
　　──の断裂　56
関節穿刺　11
関節造影　7, 9, 60
関節嚢腫　56
関節包　142

関節リウマチ　11, 96
感染　35
感染症　84, 88, 99, 126
ガンツ骨切り術（CPO）　21
ガンマネール　163
キアリー骨切り術　21, 79
キーキー音　127
気管内挿管　103
偽痛風　11
喫煙歴　4
脚長差　1
QOL　96
QOL評価（JHEQ）　5
臼蓋　51
臼蓋荷重部傾斜角　13
臼蓋形成術　21, 75
臼蓋形成不全　2, 12
臼蓋骨片　77
球状関節骨切り術（CPO）　78
境界面　17
凝固機能　38, 88, 99
胸部レントゲン　89, 99
起立歩行　124
金属ガイド　70
金属臼蓋　152
筋力強化　63
筋力低下　164, 169
屈曲外反骨切り術　20
クリニカルパス　87, 105, 164
クロスリンク　111
血圧計　73
血圧低下　37
血液型　88, 99
血管柄付き骨移植術　148
血栓症　12, 35

血栓塞栓症予防ガイドライン　36
血栓塞栓予防薬　39, 83
血沈　12
高額医療　85
抗凝固剤（薬）　27, 89, 100
高血圧　99
抗CCP抗体　11
高信号　56
更生医療　26, 85
合成麻薬　91
後方回転　143
硬膜外チューブ　73
硬膜外麻酔　104
ゴーシェ病　136
股関節　51
　——可動域　5
　——脱臼　47
　——の病気　1
呼吸困難　37
骨移植　66, 78
骨芽細胞　156
骨棘　16
骨銀行　130
骨シンチグラム（骨シンチ）　7
骨接合術　165
骨粗鬆症　2, 155
骨髄内病変　56
骨頭　22, 109
骨頭回転骨切り術　17, 141
骨頭下骨折　158
骨嚢腫　16
骨盤　43, 44
骨バンクネットワーク東海　131
骨融解　122
骨誘導　130

骨癒合　67, 74
骨溶解　30, 168
コラーゲン　54
コンピューター断層像（CT）　7
コンプレッション・ヒップ・スクリュー
　（CHS）　163
コンポーネント　22

さ 行

細菌培養　11
最小関節裂隙　61
最小侵襲手術（MIS）　116
在宅介護　168
サイトカイン　128
坐骨神経　51, 125
坐骨神経麻痺　120
三次元再構築（3DCT）　57
酸素飽和度モニター　73
CRP　12
CE角　13, 48, 55
CT検査　57
自己血　91
自己血採血　27, 89, 100
自己血輸血　31, 68
自然経過　140
持続圧迫フットポンプ　39
死亡率　156
シャープ角　13, 56
若年成人平均値（YAM）　156
術後リハビリテーション　74
術中回収血輸血　32, 92
術中骨折　127
消化性潰瘍　103
上前腸骨棘　5
消毒　126

静脈血栓　82, 124
正面像　7
初期（関節症）　14
女性ホルモン　157
自立支援法　26, 86
ジルコニア　111
神経損傷　35, 83, 125
人工関節登録データ　109
人工関節のゆるみ　127, 128
進行期（関節症）　14
人工股関節再置換術　129
人工股関節全置換術　16, 17, 18
人工骨頭置換術　17, 150
腎障害　103
身体障害者手帳　25, 85, 127
深大腿動脈　51
神中法　75
伸展外反骨切り術　20
心電図　73, 89, 99
深部静脈血栓症（DVT）　36
水治療法　65
杉岡式外反骨切り術　81
スクリュー固定　165
ステージ分類　137, 140
ステム　22, 109
　——骨折　128
ステロイド　4, 136
スポーツ　29
　——歴　4
清潔操作　126
成人股関節脱臼　117
整復固定手術　160
成分輸血　32
セカンドオピニオン　40, 101
脊柱　43

脊柱管狭窄症　45
脊椎すべり症　45
セメント人工股関節　22, 97
セメントレス人工股関節　23, 97
セラミック　111
　――破損　128
セルセーバー　105
前関節症　14
潜函病　136
全身性エリテマトーデス　136
先天性股関節脱臼　2
前方アプローチ　116
造影剤　60
臓器移植　136
装具療法　65
側臥位　68, 113, 114
側面像　7
ソケット　22, 109
ソルター骨盤骨切り術　75

た　行

退院　75
体温測定　11
大血管損傷　35, 82, 123
体重のコントロール　62, 102
大腿骨近位部骨折　2, 155
大腿骨頸部骨折　2
大腿骨転子間内反骨切り術　80
大腿骨転子間弯曲内反骨切り術　17, 80, 145
大腿骨転子部骨折　160
大腿骨頭　51
大腿骨頭回転骨切り術　20
大腿骨頭すべり症　2
大腿四頭筋　51

大腿神経　51
大腿神経損傷　125
大腿痛　1
大腿動脈　51
大転子　2, 142
タイプ分類　136, 140
タイムアウト　90
多剤耐性表皮ブドウ球菌（MSSE）　84
脱臼　120, 122, 127, 133
棚形成術　79
短外旋筋群　68
チャンレー型人工股関節　109
中小殿筋　70
中殿筋　27, 63, 142
超音波検査　7
長期成績　109
超高分子ポリエチレン（UHMWPE）　152
腸骨　148
腸恥隆起　70
腸腰筋　27, 51, 63
治療費　18
治療方法　140
鎮痛消炎剤　62, 102
Ⅱ型コラーゲン　53
通所リハビリテーション　168
杖　65
ツベルクリン反応　12
T_2プロトン計算画像　8
定期検診　30, 92, 122
低血圧麻酔　68
低信号　56
テクネシウム^{99m}MDP　9
鉄分　32

転子下骨折　158
転子部骨折　158
点滴　73
転倒　157
同種血　31, 91
同種骨移植　128, 130
疼痛　5
糖尿病　99
特定疾患の申請　139
特発性血小板減少性紫斑病（ITP）　136
特発性大腿骨頭壊死症　2, 135
床ずれ　164
ドレーン　73, 115

な 行

内側回旋動静脈　51
内腸骨動（静）脈　35, 51
内服薬　89
内方化　66
ナビゲーション　134
軟骨　53
軟骨基質　53
二次性大腿骨壊死症　136
二重エネルギーX線吸収測定法（DEXA）　156
二重ベアリング型人工骨頭（BHP）　23, 150
二足歩行　43
日常生活動作　5
日本人工関節学会　31
日本整形外科学会股関節機能評価　5
入院期間　19
尿道カテーテル　73, 107

ネジ　145, 146
ネフローゼ症候群　136

は 行

バーコードラベル　132
肺炎　164
肺機能障害　36
肺塞栓　35, 82, 104, 124
肺塞栓症（PE）　36
ハイドロキシアパタイト　130
跛行　47
破骨細胞　156
白血球数　12
発熱　3
ハバードタンク　86
ハバード浴　65
ハムストリング筋群　51, 63
バンコマイシン耐性腸球菌（VRE）　84
PCR　12
微小血管縫合　148
非ステロイド性消炎剤　13
ビスフォスフォネート　157
ビタミンK　157
ビタミンD　157
非定型大腿骨骨折　157
皮膚切開　68
費用　24
標準体重　3, 102
表面置換型人工股関節全置換術　98
ヒラメ静脈　36
ピロリン酸カルシウム　11
ファースト・トラック　28, 108
プーリー　64
プール　65

副甲状腺ホルモン（PTH）　157
副作用　103
フットポンプ　73, 107
プレート　145, 146
プロテオグリカン　53
平衡機能　158
閉鎖神経麻痺　120
閉鎖動静脈　51
ペルテス病　2
変形性股関節症　2
変形性脊椎症　45
偏心性寛骨臼回転骨切り術（ERAO）　20, 66
防御能力　126
歩行訓練　162
歩行能力　5
保存療法　60, 62
骨切り術　16, 18, 61
ポリエチレン　109, 111
ポリメチルメタクリレイト（PMMA）　22
ボンベリ骨切り術　20

ま・や行

マクロファージ　128
麻酔　27
麻酔医　34
末期股関節症　14, 61, 96
末梢神経ブロック　103

松葉杖　27
マトリックス　53
摩耗量　111
メチシリン耐性黄色ブドウ球菌（MRSA）　84
腰神経ブロック　103
腰椎麻酔　104

ら・わ行

ラウエンシュタイン　7
ラスプ　115
ランス　75
リーミング　117, 152
理学所見　4
理学療法士　74
立位歩行　45
リハビリテーション　27, 78, 86, 101
リビジョン　129
リン　130
霊長類　43
冷凍保存法　32
レジストレーション　134
レントゲン検査　7
ロボット手術　134
和式トイレ禁止　108
弯曲内反骨切り術　→大腿骨転子間弯曲内反骨切り術
弯曲ノミ　70

《著者略歴》

長谷川幸治（はせがわゆきはる）

　1951年　愛知県生まれ
　1978年　名古屋大学医学部卒業
　1985年　医学博士
　1985年　スウェーデン・ルンド大学留学
　1986年　東京厚生年金病院医長
　1988年　名古屋大学医学部助手
　1998年　同助教授
　2007年　同准教授
　2013年　名古屋大学大学院下肢関節再建学教授，現在にいたる
　　　　　専門は整形外科。とくに股関節，膝関節の外科
　著　書　『よくわかる膝関節の病気・ケガ』（共著，名古屋大学
　　　　　出版会，1998年）

最新 よくわかる股関節の病気

2013年9月20日　初版第1刷発行

定価はカバーに表示しています

著　者　　長谷川幸治

発行者　　石井三記

発行所　　一般財団法人 名古屋大学出版会
〒464-0814　名古屋市千種区不老町1 名古屋大学構内
電話(052)781-5027／ＦＡＸ(052)781-0697

Ⓒ Yukiharu HASEGAWA, 2013　　　　　Printed in Japan
印刷・製本　㈱太洋社　　　　　　　　ISBN978-4-8158-0741-2
乱丁・落丁はお取替えいたします。

Ⓡ〈日本複製権センター委託出版物〉
本書の全部または一部を無断で複写複製（コピー）することは，著作権法上
の例外を除き，禁じられています。本書からの複写を希望される場合は，
必ず事前に日本複製権センター（03-3401-2382）の許諾を受けてください。

岩田久監修　長谷川幸治／横江清司著
よくわかる膝関節の病気・ケガ
　　　　　　　　　　　　　　　A5・142頁
　　　　　　　　　　　　　　　本体1,800円

見松健太郎／河村守雄著
やさしい肩こり・腰痛・シビレの話〔第二版〕
　　　　　　　　　　　　　　　A5・198頁
　　　　　　　　　　　　　　　本体2,200円

岩田久／見松健太郎／佐藤啓二／長谷川幸治編
整形外科医のノウハウ・ポイント
　　　　　　　　　　　　　　　B5・288頁
　　　　　　　　　　　　　　　本体4,500円

Y・ダーシィ著　波多野敬他監訳
高齢者の痛みケア
　　　　　　　　　　　　　　　A5・218頁
　　　　　　　　　　　　　　　本体2,700円

J・ストロング他編　熊澤孝朗監訳
痛み学
―臨床のためのテキスト―
　　　　　　　　　　　　　　　B5・578頁
　　　　　　　　　　　　　　　本体6,600円

井口昭久編
これからの老年学〔第二版〕
―サイエンスから介護まで―
　　　　　　　　　　　　　　　B5・354頁
　　　　　　　　　　　　　　　本体3,800円

田尾雅夫／西村周三／藤田綾子編
超高齢社会と向き合う
　　　　　　　　　　　　　　　A5・246頁
　　　　　　　　　　　　　　　本体2,800円

鈴木富雄／阿部恵子編
よくわかる医療面接と模擬患者
　　　　　　　　　　　　　　　A5・192頁
　　　　　　　　　　　　　　　本体1,800円